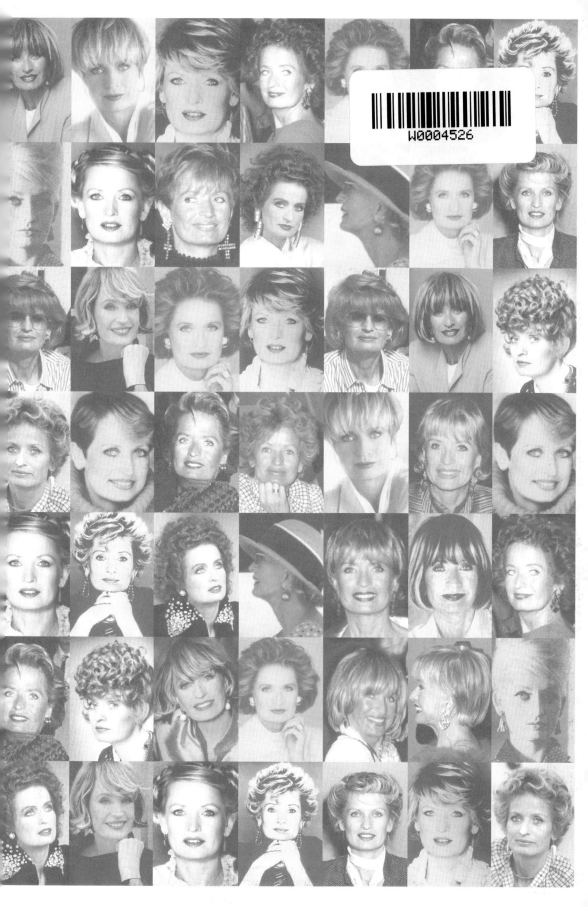

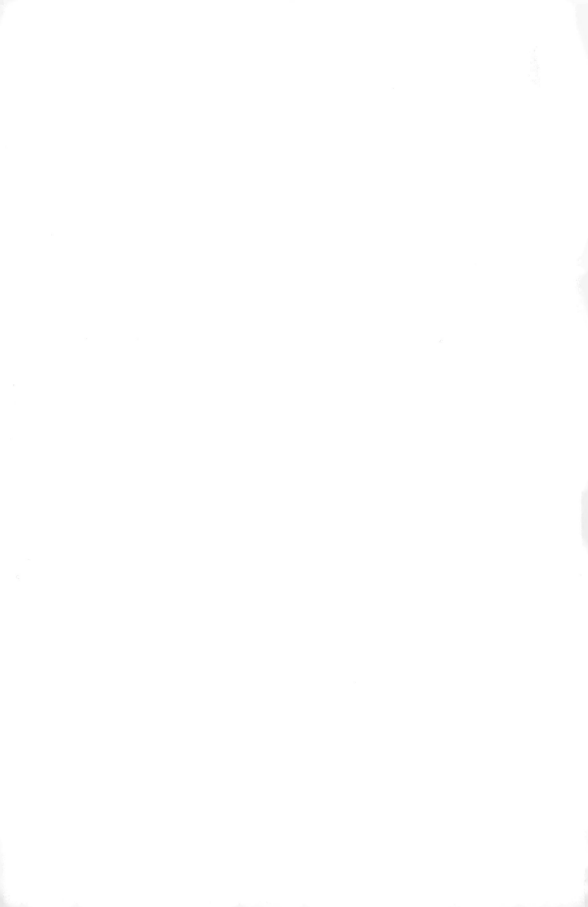

hairsecrets

Pflege Styling Frisuren Farbe Dauerwellen Extentions Ponys
+ SOS-Tipps

Marlies Möller | Sylvia Heiser

Impressum

1. Auflage 2009
© 2009 riva Verlag, München

Alle Rechte vorbehalten.
Das vorliegende Werk einschließlich aller seiner Teile ist urheberrechtlich geschützt. Jede Verwertung außerhalb der engen Grenzen des Urheberrechtsgesetzes ist ohne Zustimmung des Verlags unzulässig und strafbar. Das gilt insbesondere für Vervielfältigungen, Übersetzungen, Mikroverfilmungen und die Einspeicherung und Verarbeitung in elektronischen Systemen.

Projektleitung: Sylvia Heiser
Korrektorat: Marina Burwitz
Umschlaggestaltung, Layout und Satz:
Christine Albrecht, Hamburg
Coverfoto: Marlies Möller fotografiert von Bernd Böhm in der Villa Harteneck, Berlin
Bildbearbeitung: Hilka Wiegrefe, Hamburg
Repro: Schack-Marketing Mediendigitalisierung, Lauf
Druck: CPI – Ebner & Spiegel, Ulm

ISBN 978-3-86883-000-2

Bibliografische Information der Deutschen Bibliothek: Die Deutsche Bibliothek verzeichnet diese Publikation in der Deutschen Nationalbibliothek; detaillierte bibliografische Daten sind im Internet über http://dnb.ddb.de abrufbar.

Für Fragen und Anregungen zum Buch:
marliesmoeller@rivaverlag.de

Gern senden wir Ihnen unser Verlagsprogramm:
vp@rivaverlag.de

riva Verlag
ein Imprint der FinanzBuch Verlag GmbH
Nymphenburger Straße 86
80636 München
Tel.: 089 651285-0
Fax: 089 652096
E-Mail: info@rivaverlag.de

www.rivaverlag.de

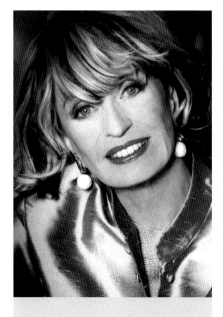

Liebe Leserin!

Seit Jahren will ich dieses Buch schreiben. Warum ich es nicht getan habe? Weil es mir wie allen berufstätigen Frauen geht: Ich hatte nie genügend Zeit. Endlich habe ich nun geordnet, was in meinem Kopf abgespeichert ist, habe gemeinsam mit der Journalistin Sylvia Heiser unzählige Fotos sortiert, Konzepte erdacht und verworfen, Layouts entwickelt und versucht, die wichtigsten Dinge zu bündeln, um Ihnen mein Wissen und meine Erfahrung weiterzugeben. Die meisten Tipps und Tricks habe ich an mir und meiner Familie ausprobiert, bevor sie erfolgreich angewendet wurden. Auch mit der Industrie habe ich Hand in Hand gearbeitet, um Produkte für Probleme zu entwickeln, die unlösbar schienen. Eine Herausforderung, die mich immer wieder reizt. Viele Ideen kamen mir in entspannten Situationen, im Urlaub oder unter dem blauen Himmel von Ibiza. Ständig habe ich versucht, den Wunsch nach schönen Haaren Wirklichkeit werden zu lassen. Manchmal ist es mir gelungen, manchmal nicht. Ich weiß genau, was Frauen wollen. Denn auch ich wache morgens auf und habe ein Haarproblem. Auch ich möchte es schnell lösen und freue mich, wenn es gelingt. Dieses Buch enthält alles, was ich über Haare weiß. Es soll Ihnen die Unsicherheit nehmen, Sie vor falschen Frisuren oder Haarfarben bewahren und helfen, die richtige Pflege zu finden. Profitieren Sie davon. Denn: Mehr wissen macht schöner. Anregendes Lesen wünscht Ihnen Ihre

Marlies Möller

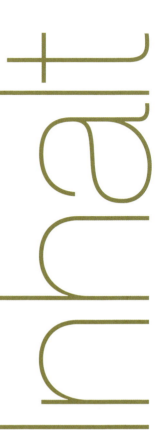

Inhalt

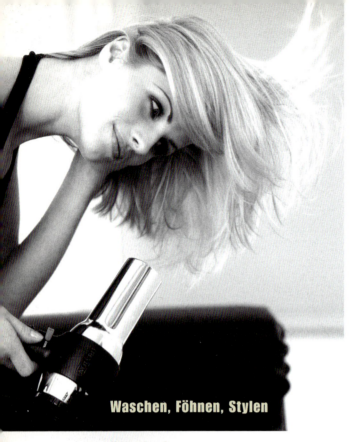

Waschen, Föhnen, Stylen

Naturlocken

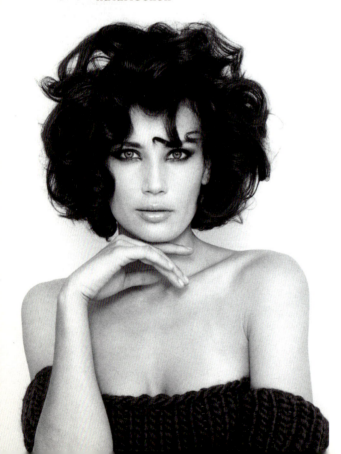

Basics 8
Das A und O für schönes Haar

Waschen, Föhnen, Stylen 12
Wie es einfach, schnell und wirksam funktioniert, dazu Produkt-Guide und Anworten auf die wichtigsten Fragen

Feines Haar 30
Frisuren, Pflege, Handwerkszeug: alles, damit es fülliger aussieht

Naturlocken 42
Frisuren, Pflege, Handwerkszeug: alles, damit sie locker fallen und Glanz haben

Problemhaare 52
Was Sie wissen müssen, damit Schuppen, fettiges und trockenes Haar, Spliss oder Haarausfall keinen Kummer machen

Ponyfrisuren 64
Die schönsten Ponyvarianten, und was man dabei beachten muss

Haarfarben 74
Was möglich ist, was nicht, was man beim Farbwechsel bedenken sollte plus Pflege-Infos und Antworten auf viele wichtige Fragen

Mythos Blond 80
Warum Blond so beliebt ist, wie man es wird, Strähnentechniken und Pflege-Infos

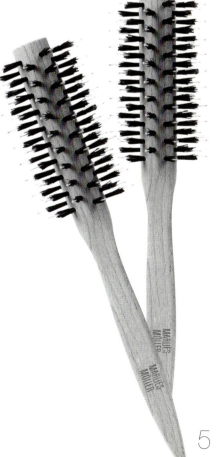

Mythos Blond

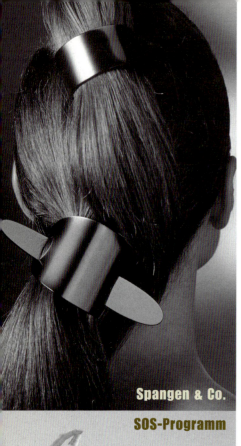

Spangen & Co.

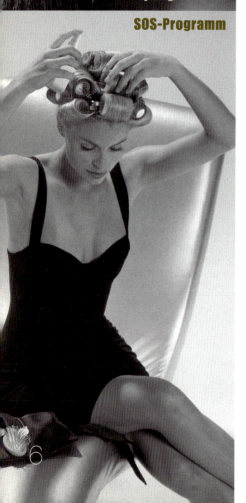

SOS-Programm

Graues Haar 88
Tipps, es aufzufrischen und ein perfektes Pflegeprogrammm

Spangen & Co. 90
Schnelles Styling mit Haar-Accessoires

Kopfhautpflege 98
Massage zum Wohlfühlen

SOS-Programm 100
Die besten Tricks, um Haar- und Frisurenpannen ganz schnell zu beheben

Dauerwelle 106
Viele neue Möglichkeiten, das ideale Pflegeprogramm sowie Antworten auf wichtige Fragen

Tolle Hingucker 114
Frisuren für den großen Auftritt

Extensions 118
Haarverlängerung und -verdichtung – so funktioniert's

Sommer 122
Was Haare bei Sonne, Wind und Wasser schützt und pflegt

Haare & Psyche 128
Warum die Seele Einfluss auf die Haare hat

Glattes Haar 130
Wie es schön glänzend und trendig aussieht

Persönliches Beauty-Ritual 134
Schnelle Beauty-Tipps
von Marlies Möller

Haare und Ernährung 138
Was Haaren guttut

Brautfrisuren 142
Die schönsten Frisuren plus
Beauty-Countdown

Interview 150
Marlies Möller:
»Haare sind meine
Leidenschaft!«

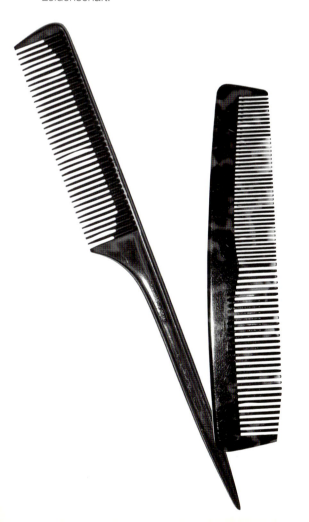

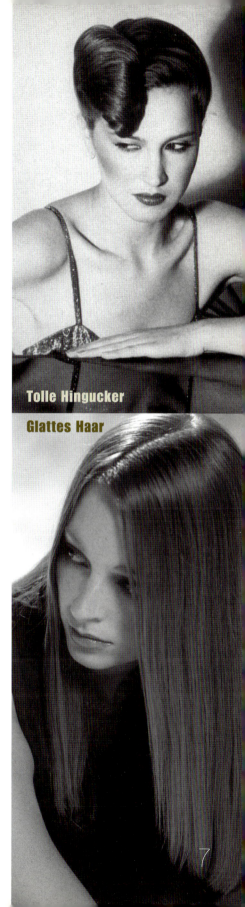

Tolle Hingucker

Glattes Haar

Perfekter Beauty-Start
Basics

Genau genommen sind es nur vier Dinge, die man braucht, um sich für immer von Frisuren-Desastern zu verabschieden: Den richtigen Friseur, den perfekten Schnitt, erstklassiges Handwerkszeug und effektive Pflege. Eigentlich einfach, oder?

1. Der richtige Friseur
Eine Liebe fürs Leben

Erstaunlich, aber es scheint schwer zu sein, den richtigen Friseur zu finden! Darum wechseln Frauen so oft. Genau das ist aber auch das Problem. Es gehört zu den seltenen Glücksfällen, wenn ein Friseur auf Anhieb Ihr Haar perfekt in den Griff bekommt, Ihre persönlichen Vorlieben erkennt und Ihre Gewohnheiten genau analysiert. Sie sollten darum nicht gleich nach dem ersten Testbesuch aufgeben, sondern immer einen zweiten riskieren.

2. Der perfekte Schnitt
Eine Frage der Haarstruktur

Verrückt, aber so ist es nun mal: Wer glattes Haar hat, wünscht sich wilde Locken, und Lockenköpfe träumen vom Sleek-Look.

Der ideale Schnitt funktioniert aber nur, wenn er auf Haarstruktur und -fülle abgestimmt ist. Dann können auch störrische Strubbelköpfe perfekt anliegen, wilde Locken duftig fallen und feines Haar fülliger aussehen. Darum ist es so wichtig, gemeinsam mit dem Friseur den Schnitt zu finden, der Sie glücklich macht und Ihrem Haar entspricht. Zeigen Sie ruhig ein Foto mit Ihrer Wunschvorstellung, dann gibt es keine Missverständnisse. Wunderbar sind Klassiker wie Bob oder Stufenschnitte – sie kommen nie aus der Mode, eignen sich für beinah jedes Haar und sehen immer toll aus. Auch wichtig: Je älter Sie werden, desto entscheidender wird die Haarlänge. Immer richtig: halblang bzw. kinnlang. Ob Ihr Haar trocken oder nass geschnitten wird, entscheidet Ihr Friseur. Freuen Sie sich, wenn er trocken schneidet, denn ein Trockenhaarschnitt ist ein Erlebnisschnitt. Man sieht gleich am Anfang das Ergebnis.

Tipps, die bei der Suche helfen:
- Fragen Sie Frauen mit gutem Haarschnitt nach ihrem Friseur und vereinbaren Sie in dem Salon einen Termin.
- Sagen Sie beim ersten Besuch exakt, was Sie sich wünschen, was Sie erwarten und wie viel Zeit Sie täglich bereit sind, für Ihre Frisur zu investieren. Bitten Sie darum, sich die nötige Zeit für das Beratungsgespräch zu nehmen.
- Prüfen Sie, ob die Chemie zwischen Ihnen stimmt und Sie sich bei dem Gespräch wohlfühlen.
- Atmosphäre, Ausstattung und Art der Behandlung sind ebenfalls entscheidend, ob es »Ihr« Friseur sein wird.
- Sagen Sie sofort, wenn Ihnen etwas nicht gefällt. Sie müssen nichts erdulden und nicht gefrustet nach Hause gehen, um die Frisur nachzubessern. Sagen Sie es vor allem Ihrem Friseur und nicht allen anderen. Aber sagen Sie ihm auch, was Ihnen gut gefällt. Je besser er Ihre Wünsche kennt, umso gezielter kann die Beratung sein.
- Achten Sie darauf, ob man eine Karteikarte für Sie anlegt oder Sie im Computer speichert. Je perfekter Ihre Daten erfasst werden, desto besser ist es für spätere Besuche.
- Bevor Sie den Salon wechseln, wechseln Sie probeweise im Salon. Eine andere Person gibt oft auch andere Impulse.

Die wichtigsten Basics

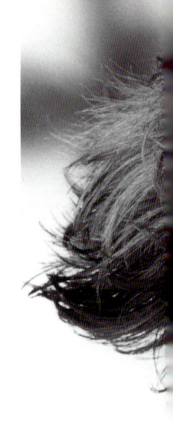

3. Erstklassiges Handwerkszeug
Das Beste muss es sein

Sparen Sie niemals beim Handwerkszeug! Schlechte Qualität vermiest alle Ihre Pflegebemühungen. Sind Kamm oder Bürste schlampig verarbeitet und scharfkantig, können sie ärgerliche Haarschäden anrichten. Das gleiche gilt für Föhn, Lockeneisen, Wickler und Glätter. Natürlich hat gutes Handwerkszeug seinen Preis und Sie bekommen es nicht überall. Lassen Sie sich im Fachgeschäft beraten oder fragen Sie Ihren Friseur.

Ein paar Faustregeln für den Kauf: Kämme sollten hervorragend verarbeitet sein. Dicke Nähte, spitze oder raue Zinken können Haar und Kopfhaut verletzen. Auch die Anordnung ist wichtig. Dickes oder lockiges Haar braucht grobe, weit auseinanderstehende Zinken, feines Haar engere.

Qualitätsbürsten gleiten durchs Haar, liegen gut in der Hand und sind leicht. Sprechen Sie mit Ihrem Friseur, welche er für Ihre Haarlänge, -qualität und Frisur empfiehlt. Wahrscheinlich werden es gleich mehrere sein. Zum Beispiel zum Föhnen, für Schwung und Stehvermögen oder zum Toupieren. Kluge Bürsten haben geschickt angeordnete Borsten und Hohlräume, damit die Föhnluft gut zirkulieren kann.

Wichtig und ein absolutes Muss! Waschen Sie Kamm und Bürste regelmäßig, erstens sehen sie dann appetitlicher aus und zweitens können sich keine Bakterien einnisten. Wasser und Shampoo sind dafür ausreichend.

Föhn, Glätteisen, Stylingeisen und elektrische Wickler wurden dank neuer Techniken enorm verbessert und die Entwicklung geht ständig weiter. Besprechen Sie mit Ihrem Friseur, was Sie genau brauchen, bevor Sie etwas kaufen. Fragen Sie bei Föhn oder Lockenstab nach Antistatik-Schutz und achten Sie darauf, dass die Geräte leicht sind, gut in der Hand liegen und schnell arbeiten. Glätteisen mit Keramikplatten gelten als besonders haarschonend, weil sie das Haar nicht austrocknen.

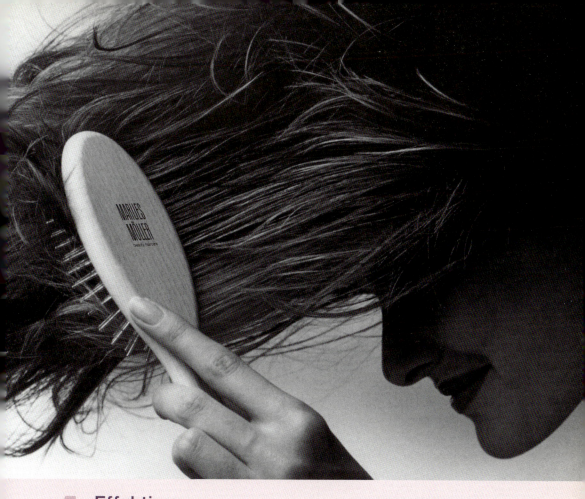

4. Effektive Pflege
Das Richtige ist wichtig

Klar, es passiert nichts, wenn Sie in der Not Ihr Haar mal mit Seife oder Duschgel waschen, aber Ihre tägliche Pflege sollte so nicht aussehen. Es bringt auch nichts, mal kurz das Shampoo des Partners zu benutzen. Haben Sie fettiges Haar und er ein völlig anderes Problem, ist das eher kontraproduktiv. Perfekte Pflege beginnt im Kopf und endet auf dem Kopf. Überlegen Sie also genau, was Sie wollen – mehr Volumen, mehr Glanz, weniger Fett, üppige Locken, keine Schuppen etc. Sind Shampoo, Intensivkur, Conditioner und Stylingprodukt aufeinander abgestimmt, ist das Ergebnis am wirkungsvollsten. Die Wirkstoffe ergänzen sich dann gegenseitig. Und noch etwas: Sparen Sie nicht am falschen Platz. Qualitätsprodukte sind nicht unbedingt teurer, auch wenn das im ersten Moment so erscheint. Sie sind aber aufgrund ihrer hochwertigen Inhaltsstoffe effektiver und führen daher schneller zum Erfolg. Hinzu kommt, dass man weniger benötigt, dementsprechend länger damit auskommt und am Ende umgerechnet nicht mehr bezahlt als für ein preiswerteres, weniger effektives Produkt.

Waschen
Möglichst im Schongang

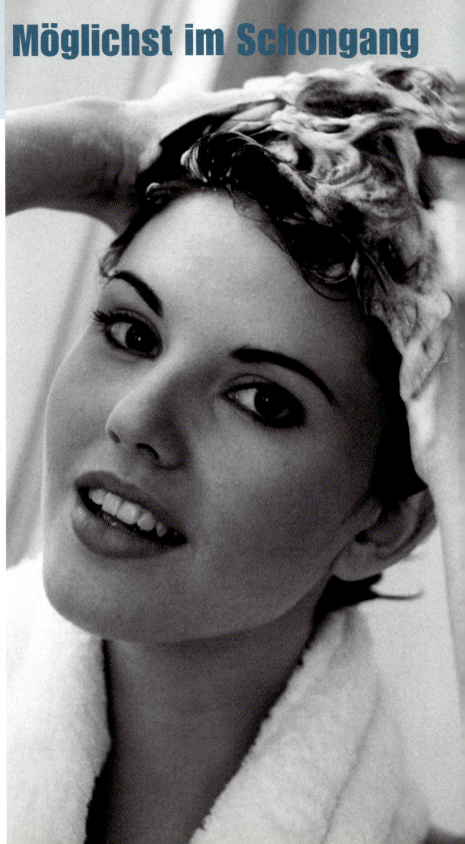

Haarpflege fängt schon mit dem Shampoo an. Ein gutes reinigt, pflegt und bringt Glanz, ein falsches macht das Haar stumpf, spröde oder die Kopfhaut bekommt Schuppen. Und schlampiges Spülen ist ohnehin unverzeihlich!

1. Am besten bürsten Sie Ihr Haar vor dem Waschen von den Spitzen Richtung Ansatz gründlich aus, um Stylingreste zu entfernen und einzelne Strähnen zu entwirren. Dann können sich Wasser und Shampoo besser verteilen und Sie kommen als Täglichwäscher dann mit einem Shampoodurchgang aus.

2. Schäumen Sie Ihr Shampoo mit etwas Wasser in den Händen auf und verteilen Sie es dann mit der einen Hand auf die Vorderpartie und mit der anderen am Hinterkopf. Dadurch trifft die geballte Shampoomenge nicht direkt aufs Haar.

3. Je milder das Shampoo, desto besser – besonders, wenn Sie häufig waschen. Gute Produkte sind mit perfekt dosierten Substanzen angereichert und können sehr sparsam benutzt werden. Ich finde, es genügt schon ein haselnussgroßer Klecks pro Waschgang, den Sie mit etwas Wasser aufschäumen. Die meisten Menschen nehmen viel zu viel. Mehr macht nicht mehr! Nur bei Problemen wie Schuppen oder starker Krause brauchen Sie spezielle Produkte, um schon beim Waschen etwas zu bewirken. Ansonsten genügt ein neutrales Shampoo.

4. Sieht das Haar nach dem Waschen schlapp aus oder wirkt trocken und spröde, ist Shampoowechsel eine gute Idee. Besonders nach dem Sommer, einer Dauerwelle, Färbung oder Strähnchen empfehle ich es. Haben Sie bisher ein normales benutzt, darf es jetzt eines für strapaziertes Haar sein. Oder Sie benutzen beide Shampoos im Wechsel.

Stimmt das?

Haare möglichst nicht täglich waschen!

Unsinn. Natürlich kann man das. Jedes gute Shampoo enthält neben reinigenden auch pflegende Zusätze, sodass es absolut haar- und kopfhautfreundlich ist. Ich persönlich fühle mich wohler mit frisch gewaschenen Haaren, ich starte so besser in den Tag. Mit dem perfekten Equipment und etwas Übung ist man damit locker in 10-15 Minuten fertig.

Kaltes Wasser gibt Glanz!

Stimmt, ist aber ungemütlich. Sprühkuren, Feuchtigkeits- oder Glanzsprays haben den gleichen Effekt und sind viel angenehmer.

Zweimal shampoonieren muss sein!

Kommt drauf an. Bei sehr fettigem Haar oder Wöchentlichwäschern ist das richtig – Täglichwäscher kommen mit einmal einschäumen aus.

5. Mein Tipp für Häufigwäscher: Haben Sie das Haar mit Ihrem Shampoo einmal durchgewaschen, schäumen Sie es ein zweites Mal kurz mit Wasser neu auf und spülen es danach erst sorgfältig aus.

6. Gründliches Spülen ist wirklich ein absolutes Muss. Sehen Sie das zu lässig, sind Ihre gesamten Pflege- und Stylingbemühungen umsonst. Spülen Sie so lange, bis das Haar quietscht, wenn Sie es zwischen zwei Fingern reiben. Dann können Sie sicher sein, dass alle Shampooreste entfernt sind.

7. Um das Haar möglichst schonend zu behandeln, habe ich einen guten Trick: Wickeln Sie es klatschnass in ein Frotteetuch und drücken Sie die Feuchtigkeit nur mit den Händen aus. Nicht rubbeln und zerren. Anschließend vorsichtig durchkämmen oder -bürsten.

8. Lockiges und strapaziertes Haar braucht schon nach dem Shampoonieren ein Pflegeprodukt, damit der Kamm anschließend besser gleitet und nichts verletzen kann. Ideal sind Conditioner, Sekundenpflege oder eine Sprühkur. Arbeiten Sie sich von den Spitzen zum Haaransatz vor. Je vorsichtiger, desto besser. Nasses Haar ist superempfindlich und kann sehr schnell reißen.

9. Es ist nicht unbedingt ein Zeichen von besonderer Qualität, wenn Ihr Shampoo stark schäumt. Viel wichtiger ist die Konsistenz. Je sahniger und weicher der Schaum, desto besser und hochwertiger das Produkt. Große, üppige Blasen sind eher ein Zeichen für reichlich enthaltene waschaktive Substanzen und wesentlich weniger Pflege.

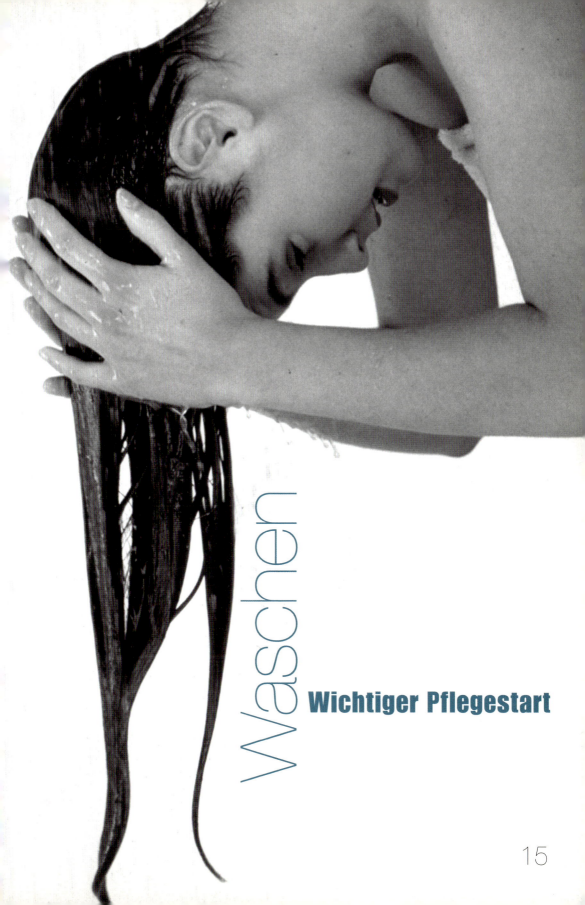

Waschen

Wichtiger Pflegestart

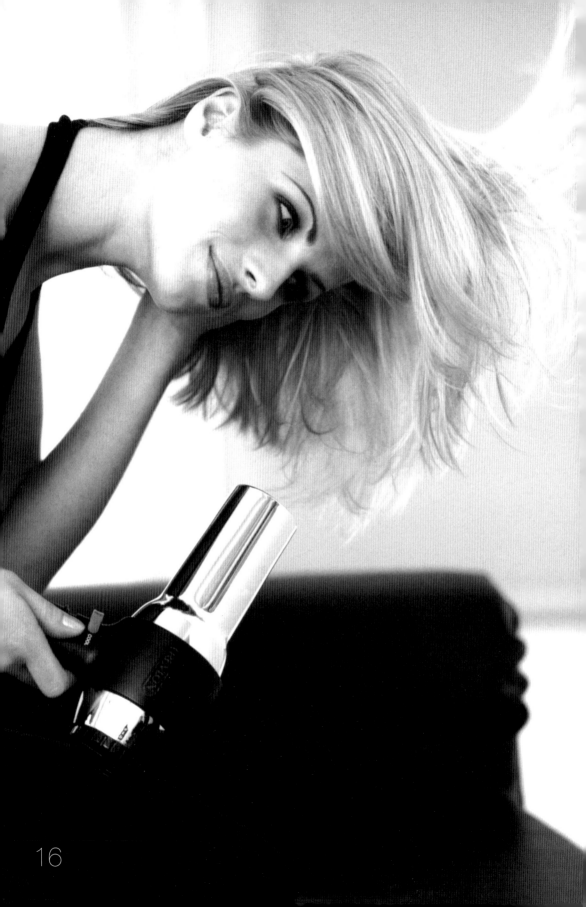

Föhnen

Mehr als heiße Luft

Richtig föhnen ist schon die halbe Frisur. Egal, ob das Haar superglatt fallen soll, am Ansatz Stand braucht oder Sie sich Engelslocken wünschen – alles eine Frage der Technik. Wer alle Tricks kennt, erzielt tolle Effekte. Ich verrate Ihnen die besten.

1. Drei Föhnmöglichkeiten fürs tägliche Styling sollten Sie kennen:

1. Die schnelle Variante
2. Die Version mit Effekt
3. Die Profi-Methode

Bei der schnellen Variante wird das Haar erst über Kopf gegen den Strich gebürstet und dann getrocknet. Die Luft dabei immer hin und her pusten. Zum Schluss alles schwungvoll zurechtschütteln und nur kurz die Spitzen glänzend föhnen. Das Haar bekommt bei dieser Methode Volumen und fällt absolut natürlich. Für die Version mit Effekt das nasse Haar ebenfalls mit dem Föhn antrocknen und dann sorgfältig und glatt auf 8-10 Klettwickler rollen – je nach Länge und Fülle. 5-10 Minuten Trockenzeit genügen. Zwischendurch kann man sich schminken, anziehen oder in Ruhe seinen Morgenkaffee trinken. Danach haben die Spitzen mehr Schwung, das Haar am Ansatz Stand und die Frisur Lässigkeit. Die Profi-Methode unterscheidet sich von der Version mit Effekt darin, dass man das Haar zum Schluss nur noch einmal etwas glänzend föhnt und keine Klettwickler benutzt. Man beginnt an den Spitzen und rollt die Rundbürste dann langsam Richtung Ansatz. Sie bleibt zum Auskühlen im Haar.

Danach mit einer zweiten Bürste und einer neuen Strähne beginnen usw. Das erfordert etwas Übung, ist aber praktisch. Je mehr Bürsten Sie nehmen, desto schneller sind Sie mit dem Styling fertig.

2. Föhnen Sie nicht, wenn das Haar noch klatschnass ist. Das bringt gar nichts. Die Faustregel heißt: Erst leicht vortrocknen und dann korrekt formen.

3. Beginnen Sie beim Föhnen am Hinterkopf und arbeiten Sie sich langsam nach vorne. Dann fallen die trockenen Partien aufeinander und beschweren sich nicht gegenseitig. Und es hat noch einen psychologischen Aspekt: Föhnt man nämlich die Vorderpartie zuerst, sieht die Frisur schnell perfekt aus und man verliert den Ansporn, auch Hinterkopf und Nacken sorgfältig zu bearbeiten. Nur ein Pony muss immer gleich am Anfang geföhnt werden, da er sehr viel schneller trocknet und sich später schwerer formen lässt.

4. Kleiner Trick für kürzeres Haar: Es trocknet schneller, wenn Sie es mit den Händen durchwuscheln und mit dem Föhn hin und her wandern oder einzelne Strähnen hochhalten und den Luftstrahl zur Hand geben. Dann können Sie auch mit voller Föhnpower arbeiten.

5. Wichtig! Der ideale Abstand zwischen Haar und Föhn beträgt 30 cm. Kaum einer hält das ein. Darum empfehle ich gleich 20 cm, die sind auch o.k., vorausgesetzt, Sie föhnen nicht immer auf der Stelle.

6. Zum Formen die Luft immer in Wuchsrichtung pusten. Das hat den Vorteil, dass die kleinen tannenzapfartigen Haarschüppchen sich flach anlegen, das Licht besser reflektieren und so für Glanz sorgen.

7. Wir bieten in allen Salons Föhnkurse an. Das tun andere Profis auch. Fragen Sie danach und informieren Sie sich über Angebote. Oder lassen Sie sich beim nächsten Friseurbesuch ein paar spezielle Föhntipps für Ihr Haar geben.

8. Für Locken ist ein Föhn mit Diffuseraufsatz ideal, weil er die Luft besser dosiert – ähnlich wie eine Dusche –, dadurch werden die Locken nicht verwirbelt und später krisselig. Die Methode ist auch für sehr empfindliche Haare gut, weil sie die warme Föhnluft nur ganz sanft auf das Haar pustet.

9. Zum Formen der Haare ist ein schmaler Düsenaufsatz praktischer, damit können Sie die Luft gezielt einsetzen. Allerdings dürfen Sie dann nur kurz auf der Stelle föhnen, sonst wird das Haar zu sehr strapaziert.

10. Ein Tipp für feines Haar: Es plustert sich schön auf, wenn Sie die Kopfhaut leicht massieren und kalte Luft kreuz und quer von unten in die Frisur pusten. Zusätzlich etwas Haarspray reinsprühen. Danach die Haare nur noch mit den Fingern stylen.

11. Vielföhner sollten sich den Föhn nicht zum Feind machen und entsprechend gegenpflegen. Will heißen, vor dem Föhnen ein Pflegeprodukt, das im Haar verbleiben kann, auf die Spitzen geben oder Schaum benutzen. Beides schützt vor heißer Luft.

12. Gut zu wissen: Große Rundbürsten oder Wickler geben dem Haar mehr Schwung und Volumen, kleine sind für Locken und spezielle Effekte ideal.

Föhnen

Viel Power für's Haar

19

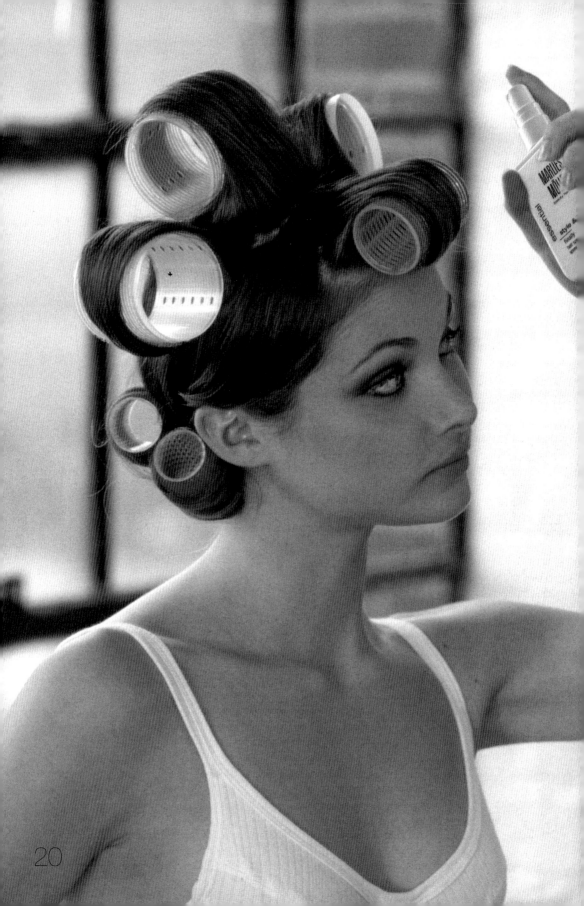

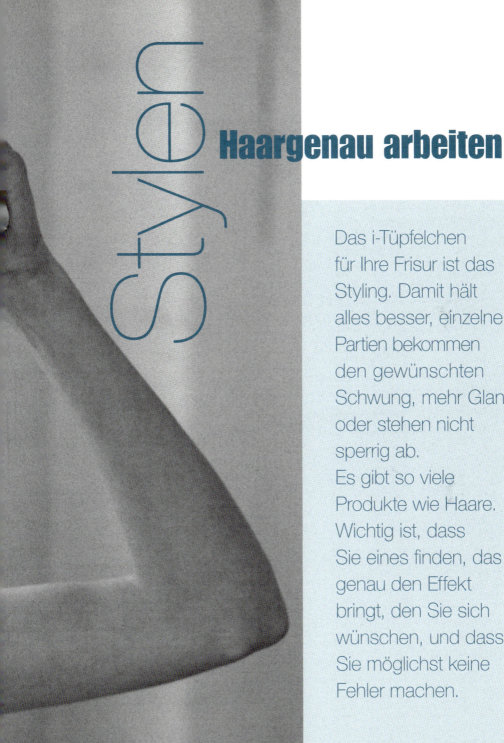

Stylen
Haargenau arbeiten

Das i-Tüpfelchen für Ihre Frisur ist das Styling. Damit hält alles besser, einzelne Partien bekommen den gewünschten Schwung, mehr Glanz oder stehen nicht sperrig ab. Es gibt so viele Produkte wie Haare. Wichtig ist, dass Sie eines finden, das genau den Effekt bringt, den Sie sich wünschen, und dass Sie möglichst keine Fehler machen.

1. Geben Sie Ihr Stylingprodukt bloß nicht ins klatschnasse Haar. Es wird dann schlecht aufgenommen, rutscht heraus und der gewünschte Effekt ist hin. Besser: erst antrocknen und dann auftragen.

2. Haarspray ist als Finish super. Allerdings immer nur wenig über die Frisur nebeln, sonst beschwert es. Bei feinem Haar empfehle ich diesen Trick: Haarspray über den Kopf in die Luft sprühen, stehen bleiben, bis der feine Nebel sich wohl dosiert übers Haar gelegt hat.

3. Das sollten Sie bedenken: Stylingprodukte, die starken Halt geben, sind toll für kurze Haare, aber nicht unbedingt für lange. Wenn Sie ohne nicht können, verteilen Sie vorher etwas in den Händen und fahren dann mit allen zehn Fingern durchs Haar – am Ansatz beginnen, Spitzen auslassen. Das geht prima, weil die Frisur dadurch mehr Stand bekommt, aber nicht unnötig beschwert wird.

4. Mein Trick, wenn das Haar stumpf aussieht: Glanzspray oder Glanzcreme benutzen. Nur wenig auf die Finger nehmen und damit die Spitzen formen und mit dem Rest ganz vorsichtig übers Haar streichen. Geht auch: Nur etwas in einzelne Partien einarbeiten.

5. Meine absoluten Lieblingsprodukte: Flüssighaar und Haarschaum. Flüssighaar ist der Retter für feines, sensibles Haar. Man sprüht es nach dem Waschen ins handtuchtrockene Haar und dort bleibt es. Der Effekt: Mehr Fülle, Halt und Stabilität. Schaum sorgt für Fülle und Glanz oder hilft Locken, schön aufzuspringen, je nachdem, welches Produkt Sie nehmen. Verteilen Sie den Schaum im handtuchtrockenen Haar und nicht auf die Kopfhaut. Das Gute daran: Er schützt das Haar vor Föhnhitze und beschleunigt zusätzlich das Trocknen.

6. Vorsicht mit Wachs und Gel. Zu viel nimmt feinem Haar Volumen. Besser: Nur etwas zwischen den Fingern verreiben und vorsichtig aufs Haar tupfen. Sie verteilen es dann feiner und haben den gleichen Effekt.

7. Bei Locken oder Wellen müssen Sie schon beim Föhnen nachhelfen, damit sich das Haar anschließend schön lockt, Struktur hat und glänzt. Die meisten Locken-Finishprodukte werden aufs feuchte Haar gesprüht oder eingeknetet. Ihr Geheimnis: Sie ziehen die Locken während des Trockenvorgangs enger zusammen. Dadurch wirken sie lebendiger, haben mehr Sprungkraft und werden in ihrer Form betont.

8. Soll Haarspray Toupiertes fixieren, geben Sie es gezielt auf die Partie und warten Sie, bis es trocken ist. Dann erst die einzelnen Partien vorsichtig glatt darüberbürsten.

9. Wenn widerspenstige Partien aus der Reihe tanzen, benutze ich etwas Feuchtigkeitsspray und zwinge sie damit in Form. Geht auch mit Sofortpflege, die im Haar verbleiben kann.

10. Sollen nur einzelne Strähnen betont oder eine Partie definiert werden, geben Sie etwas Haarspray auf Ihre Finger und ziehen Sie die einzelnen Strähnen damit in Form.

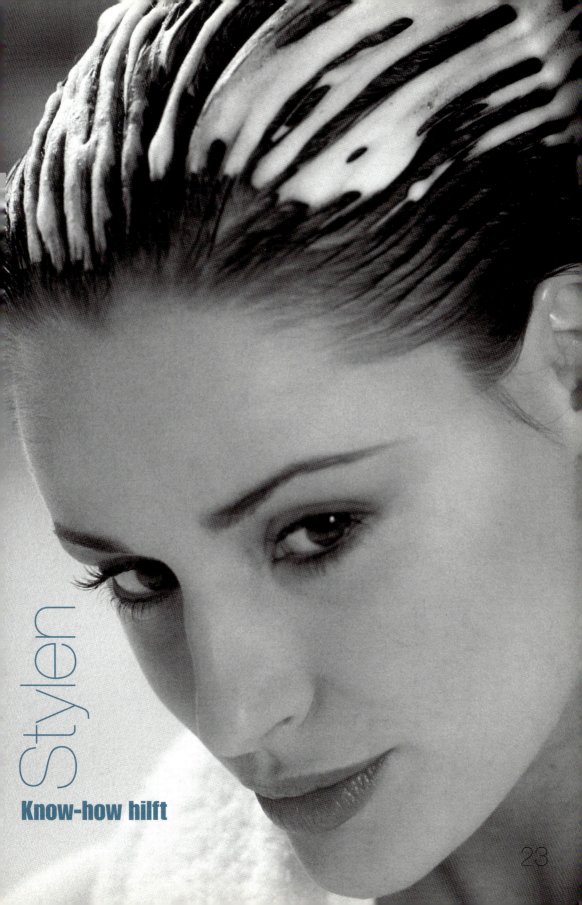

» Eine bekannte Hamburger Schauspielerin kam ganz regelmäßig zu mir. Sie hatte wunderbare Haare und war damit sehr anspruchsvoll. Schnitt, Pflege, Frisur – alles musste absolut perfekt sein, kein Haar durfte aus der Reihe tanzen. Sie ließ sich stundenlang bearbeiten – waschen, föhnen, legen und stylen. Ließ hier etwas ändern, dort etwas zupfen, wünschte mehr oder weniger Haarspray und schaute sich zum Schluss das Ergebnis im Spiegel noch einmal von allen Seiten an. Danach drückte sie ihren Hut bis tief über die Ohren und rauschte zufrieden davon! Eine harte Probe. Auch mit viel Diplomatie konnte ich daran in all den Jahren nichts ändern. «

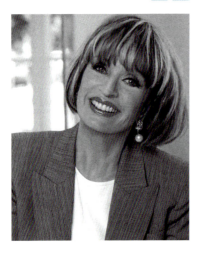

Who's Who

in Sachen Styling?

Die Bezeichnungen sind verwirrend, die Anzahl ebenfalls. Umso wichtiger zu wissen, welches Produkt den gewünschten Effekt bringt. Nur so lassen sich ärgerliche Fehlkäufe vermeiden.

Schaum ist ein Alleskönner. Man kann ihn vor dem Föhnen im feuchten Haar verteilen und zum Stylen und Auffrischen auch ins trockene geben. Er legt sich um jedes einzelne Haar, macht es stabiler, die Frisur haltbarer und schützt vor austrocknender Föhnluft. Schaum gibt es in verschiedenen Stärken und für unterschiedliche Haarqualitäten – je nachdem, was beim Styling bewirkt werden soll. Fast alle Produkte pflegen zusätzlich und sind oft auch mit UV-Filter angereichert.

Conditioner kommt grundsätzlich erst nach dem Waschen ins Haar, um es

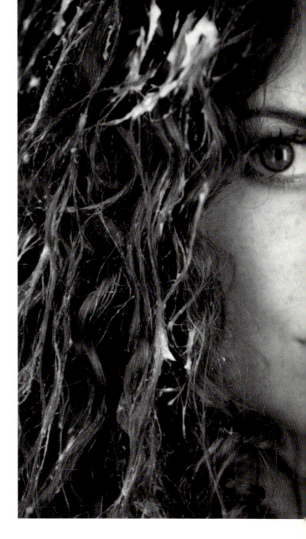

zu glätten und das Durchkämmen zu erleichtern oder damit Locken sich nicht verheddern. Er wird anschließend wieder ausgespült. Das finde ich etwas umständlich, deshalb empfehle ich lieber Pflege, die im Haar verbleiben kann. Am besten knetet man sie mit den Händen von den Spitzen aufwärts ein, da sie am Ansatz weniger benötigt wird.

Sprühkur Sie funktioniert ähnlich wie der Conditioner, muss aber nicht ausgespült werden und ist leichter. Besonders bei Locken ist das sinnvoll. Sie werden damit plastischer und bekommen mehr Schwung.

Glanzspray oder -creme Ideal, um stumpfem Haar sofort Glanz zu geben. Bei feinem Haar lieber etwas in die Handflächen sprühen und damit übers Haar fahren. Dann kann es nie zu viel werden und nicht unnötig beschweren. Ich persönlich benutze gern Glanzcreme, die ich nur dort gezielt einsetze, wo ich sie brauche. Das gibt besonders schöne Effekte.

Spitzenfluid ist etwas für splissanfälliges oder bereits gespaltenes Haar. Eigentlich kein echtes Stylingprodukt. Aber es kittet die Spitzen, schützt sie, lässt das Haar gesünder und gepflegter aussehen und macht das anschließende Styling einfacher.

Gel gibt es mit Nasseffekt und ohne, stark oder weniger stark festigend. Ein ideales Finishprodukt. Man betont damit einzelne Strähnen, Locken, ganze Partien und bürstet abends alles wieder aus. Gel verteilt sich nicht so fein wie beispielsweise Haarspray, aber es hält extrem gut in Form.

Wachs ist klasse für einzelne Strähnen, Locken, Fransen oder störrische Partien.

Die Wachse sind effektiv und werden am einfachsten nur mit den Fingerspitzen eingeknetet. Vorsicht bei sehr feinem Haar, dafür sind sie oft zu heavy. Guter Tipp: Erwärmen Sie ein erbsengroßes Stück durch Reiben zwischen den Fingerspitzen, bevor Sie es verteilen, es wird dann weicher und lässt sich feiner und gleichmäßiger verteilen.

Haarspray ist der Klassiker unter den Finishprodukten. Gibt es für jedes Haar und jeden gewünschten Festigungsgrad, von ganz leicht bis ultra strong. Nicht zu nah damit ans Haar gehen, 30 cm sind optimal. Je feiner der Sprühnebel, desto geringer darf der Abstand sein.

Was ich immer wieder gefragt werde ...

Warum soll man die Haare vor dem Waschen ausbürsten?
Man entfernt zum einen beim Bürsten schon mal einen Teil der Stylingreste, zum anderen können sich Shampoo und Wasser viel gleichmäßiger im Haar verteilen, wenn nichts verheddert und verklebt ist. Bürsten Sie die Haare gut durch und verbinden Sie das am besten gleich mit einer durchblutenden Kopfhautmassage.

Kann ich auch Babyshampoo benutzen?
Besser nicht! Es stimmt zwar, ein Shampoo für Häufigwäscher soll milde sein, aber von Babyshampoo rate ich ab. Es ist für den zarten Babyflaum geeignet, aber nicht für normales Haar. Das hat eine andere Struktur, ist anderen Einflüssen ausgesetzt und braucht daher auch andere Zusätze, um optimal zu reinigen, zu schützen und zu pflegen.

Kann ein Shampoo gleichzeitig eine Kur sein?
Jein. Viele Produkte sind kleine Wunder. So gibt es wirklich Shampoos, die so stark mit Pflegezusätzen angereichert sind, dass sie nicht nur perfekt reinigen, sondern gleichzeitig auch noch wie eine Schnellkur wirken. Man kann sie sogar täglich benutzen. Selbst sprödes und stumpfes Haar glänzt anschließend wieder. Allerdings würde ich bei stark geschädigtem Haar grundsätzlich mindestens einmal wöchentlich zu einer Intensivkur oder -maske raten.

Gibt es praktische und gleichzeitig effektive Pflegeprodukte?
Ja – Repairprodukte oder Sprühkuren enthalten eine geballte Ladung ausgeklügelter Wirkstoffe, die bereits beim normalen Waschen kleine Löcher oder auch Risse kitten und die aufgeraute Schuppenschicht glätten –, allerdings hält der Effekt nur von einer bis zur nächsten Wäsche. Ideal sind sie für sehr trockenes oder strapaziertes Haar, weil die Mähne dadurch nicht so leicht verklettet und entsprechend kämmfreundlich wird. Noch effektiver sind allerdings Spezialprodukte und Intensivkuren, die ihre Wirkung erst nach 20-30 Minuten entfalten oder sogar über Nacht einwirken können. Der Vorteil: Sie überstehen mindestens zwei bis drei Haarwäschen.

Kann man auch zu viel pflegen?

Eigentlich nicht. Intelligente Produkte sind so trickreich konzipiert, dass sie sich entweder ausbürsten lassen oder sich erst nach und nach auswaschen. Wenn Sie nach der Pflege das Gefühl haben, das Haar wirkt strähnig oder hat kein Volumen, kann das ein Anwendungsfehler sein. Zum Beispiel gehören intensive Pflegeprodukte oder Kuren niemals auf den Ansatz oder die Kopfhaut, sondern immer nur auf die Spitzen – bei längerem Haar auch auf den unteren Teil. Benutzt man die Produkte einer Serie, ist alles aufeinander abgestimmt, um einen optimalen Effekt zu erreichen. Jedes Produkt enthält Inhaltsstoffe, die eine entscheidende Funktion haben. Sie wurden so entwickelt, dass sie nur wirken, wenn Probleme da sind. Um herauszufinden, was und wie viel Ihr Haar benötigt, interviewen Sie Ihren Friseur oder lassen Sie sich in der Parfümerie beraten, welche Pflege für Ihr Haar am sinnvollsten ist.

Sind die berühmten 100 Bürstenstriche wirklich so gut?

Ja. Dabei wird die Kopfhaut massiert, optimal durchblutet und dadurch perfekt versorgt. Nichts für sehr fettiges Haar und nur effektiv mit einer wirklich guten Bürste, die sanft, aber gründlich massiert.

Brauche ich verschiedene Bürsten?

Besser ist es. Es gibt zwar hervorragende Allzweckbürsten, die für das tägliche Durchbürsten perfekt sind, aber zur Massage oder für ein gezieltes Styling nicht ausreichen. Von Billigbürsten ist immer abzuraten, sie schonen das Haar nicht genug. Zum Föhnen eignen sich Rundbürsten am besten, und zwar möglichst in zwei bis drei Größen für das unterschiedliche Styling. Ich persönlich besitze zusätzlich noch eine Minibürste für die Handtasche, was außerordentlich praktisch ist.

Womit toupiert man am besten?

Schwer zu sagen. Die meisten kommen gut mit einem Stielkamm zurecht, einige lieben auch breite, normale Kämme. Ich persönlich toupiere mit einer kleinen Rundbürste. Damit kann ich abteilen, toupieren und glatt bürsten. Sie müssen ausprobieren, was Ihnen am einfachsten erscheint, das ist sehr individuell.

Trotz vieler Stylingprodukte sitzt mein Haar nicht. Warum?

Wahrscheinlich nehmen Sie einfach zu viel. Spülung, Kur, Stylingcreme, Haarlack und Gel – da muss das Haar ja zusammenklappen. Entscheiden Sie sich für ein bis zwei Styling- und ein bis zwei Pflegeprodukte, abgestimmt auf Haarstruktur und Problem – das genügt. Auch sinnvoll: ein Haarpeeling. Es entfernt angelagerte Produktüberschüsse und macht das Haar wieder unbeschwert und aufnahmebereit.

Was ich immer wieder gefragt werde ...

Können Klettwickler das Haar schädigen?

Im Prinzip nicht. Wichtig ist allerdings, dass Sie sorgfältig damit umgehen. Das bedeutet, das noch feuchte Haar mit Schaumfestiger schützen, vortrocknen, durchkämmen und erst dann aufrollen. Vorsicht mit den Spitzen, sie müssen ganz glatt um den Wickler gelegt werden, sonst knicken sie ab, brechen oder man reißt sie sogar aus. Auch das Herausnehmen sollten Sie behutsam machen, nicht ziehen und zerren, sondern sanft zurückwickeln. Hektischen Menschen empfehle ich Samtwickler. Die halten zwar nicht so gut, man muss damit aber nicht so sorgfältig umgehen.

Was sind geschobene Wellen?

Eine besondere Technik, Wellen zu legen: Man schiebt sie mit der Handkante ins nasse Haar, fixiert sie mit Haarspray und lässt sie dann an der Luft trocknen oder föhnt sie in Form. Die Methode erfordert schon einiges Geschick. Einfacher ist es, die Form mit Wellenreitern – eine Art Klammer – zu fixieren. Besonders, wenn sich das Haar schwer legen lässt. Auch für Anfänger ist diese Methode einfacher.

Gibt es so etwas wie ein Grundrezept für die perfekte Frisur?

Leider nicht. Eine wichtige Rolle spielt der Gesamteindruck, die Proportionen und die Art, wie man mit seinen Haaren umgeht. Wer gern kreativ Neues entdeckt, braucht eine andere Grundfrisur als die Sportliche, bei der alles unkompliziert sein muss. Wir beobachten darum die Kundinnen bereits, wenn sie den Salon betreten und verhüllen sie nicht gleich in Umhänge. Dann sehen wir besser, welchen Stil sie bevorzugen. Schließlich muss die Frisur nicht nur zum Gesicht und zur Haarqualität passen, sondern auch dem Typ entsprechen.

Was tun, wenn man das Haar wachsen lassen möchte?

Regelmäßig schneiden lassen! Klingt falsch, hat aber gute Gründe. Denn werden die Spitzen alle vier Wochen einen halben Zentimeter geschnitten, fällt das Haar die ganze Wartezeit besser und sieht auch gesünder aus. Zwischendurch müssen Sie sorgsam pflegen, bis Sie irgendwann Ihre Wunschlänge erreicht haben – und zwar ohne dass Sie in der Übergangszeit wochenlang ungepflegt und wild aussehen.

Gibt es Frisuren, die jünger machen?

Ja. Es gibt Haarschnitte, Farben und Stylingmöglichkeiten, mit denen man sofort 5-10 Jahre jünger aussieht. Kürzere Haare zum Beispiel (etwa 8-10 cm) oder Ponyfrisuren wirken grundsätzlich jugendlicher. Das weiß ich aus eigener Erfahrung. Auch blondes Haar macht definitiv jünger. Überhaupt ist eine Veränderung zwischen 40 und 60 Jahren ratsam. Dann heißt es: Keine überschulterlangen Haare, sondern gestufte, kinnlange, unkomplizierte Frisuren.

Kann man einen Lockenstab täglich benutzen?

Wenn Sie gut pflegen ja, sonst besser nicht. Und besonders nicht bei sehr trockenem Haar. Selbst die mit neuesten Techniken ausgestatteten Geräte trocknen allein schon durch die Wärme aus. Ohne Schutz geht's gar nicht. Gehen Sie darum extrem vorsichtig mit den Haaren um. Legen Sie die Strähnen spiralförmig um den Stab – die Spitzen sollten draußen bleiben – und ziehen Sie sie nach einem kurzen Moment vorsichtig wieder heraus. Dann bekommen die Spitzen zum Schluss auch noch einen leichten Schwung und werden dennoch geschont. Die einzelnen Strähnen müssen danach möglichst lange auskühlen, sonst hält die Locke nicht.

Worin liegt der Vorteil eines Trockenhaarschnitts?

Im rein psychologischen Aspekt und dem perfekteren Schnitt. In trockenem Haar erkennt man die Struktur besser. Weiterer Vorteil: Während des Schneidens lässt sich die Entwicklung des Schnittes Step-by-Step verfolgen, Kopfform, Haarfülle oder splissige Spitzen können berücksichtigt und korrigiert werden. Es ergeben sich neue Farb- oder Strähnen-Ideen. Auch der negative Fall des Haares wird besser sichtbar und lässt sich viel einfacher einplanen. Die ganze Zeit bleibt der Schnitt völlig unter Kontrolle und man hat sofort ein Erfolgserlebnis. Er fällt nie zu kurz oder unproportional aus, man kann sofort auf Wünsche eingehen. Das alles schließt spätere unangenehme Überraschungen aus und baut vor allem Ängste ab.

Woher weiß ich, welche Proportionen für mich richtig sind?

Legen Sie den Mittelfinger in Augenhöhe an die Schläfen und den Daumen unters Kinn. Die gemessene Länge dann noch einmal von den Schläfen Richtung Oberkopf ansetzen. Das Ende des Mittelfingers ist die ideale Höhe der Frisur. Eine entstehende Lücke muss mit leicht toupiertem Haar gefüllt werden. Die meisten Frauen bearbeiten nur den Hinterkopf und vergessen, dass häufig auch oben Fülle gebraucht wird.

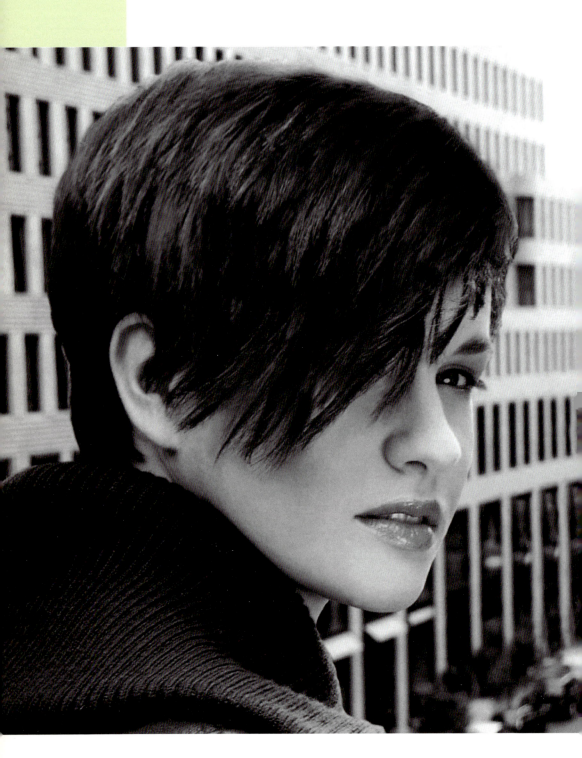

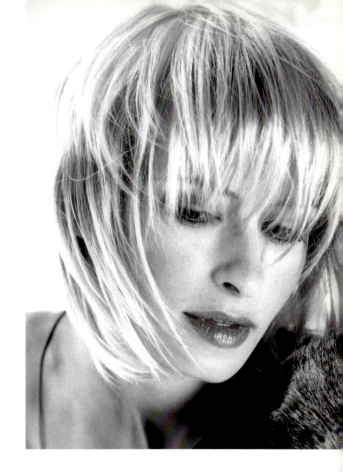

Feines Haar

Ich nenne es lieber sensibles Haar, denn es braucht liebevolle Behandlung und darf nicht in eine Frisur gezwungen werden, die es nicht hergibt. Auch bitte nicht lang tragen, das sieht immer nach wenig Haar aus. Kleiner Trost: Über 50 Prozent aller Frauen in Deutschland klagen über feines Haar – Sie sind also nicht allein! Dabei fällt es schön und sogar füllig, pflegt man es richtig und greift außerdem noch ab und zu in die Trickkiste. Das ist einfacher, als Sie denken.

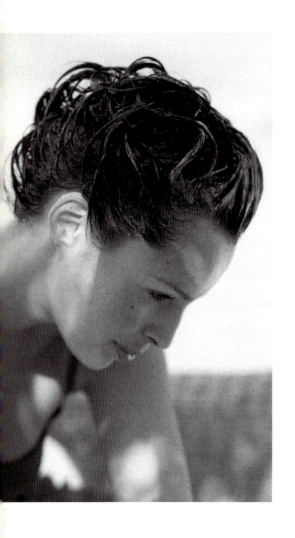

Das hilft

Volumenprodukte Sie vollbringen kleine Wunder, weil sie das Haar bereits beim Waschen oder der anschließenden Pflege mit speziell entwickelten Wirkstoffen umhüllen, die es dicker und stabiler machen. Der Effekt hält meistens von einer bis zur nächsten Wäsche. Immer Shampoo, Conditioner, Kur bzw. Stylingprodukte aus der gleichen Serie verwenden. Dann ergänzen sich die Wirkstoffe sinnvoll.

Kurzhaarschnitt Am besten bis zum Ohrläppchen, mit längerem Deckhaar und bitte immer mit Pony. Je feiner das Haar, desto mehr sollte man davon auf den ersten Blick sehen, das lenkt von der restlichen Frisur ab. Und je jünger, desto frecher, modischer und mutiger darf das Styling sein.

Wickeltechnik Ideal bei kurzem Haar, flachem Hinterkopf oder wenig Volumen: Einzelne Strähnen abteilen, mit Haarspray besprühen, auf Klettwickler rollen, anföhnen und auskühlen lassen. Anschließend leicht

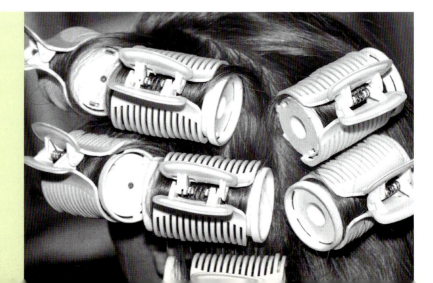

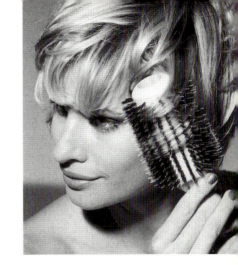

toupieren und alles nur mit den Fingern in Form zupfen. Noch praktischer sind heizbare Wickler, die etwa 10-20 Minuten im Haar verbleiben und den gleichen Effekt ergeben. Auch bei dieser Methode die Strähnen gut auskühlen lassen, sonst fallen sie zu schnell wieder in sich zusammen.

Leichte Stufen oder Stützhaare Um der Frisur Volumen zu geben, schneiden wir kürzere Stützhaare zwischen die einzelnen Strähnen. Sie halten sich durch die unterschiedlichen Längen gegenseitig und verhindern, dass die Frisur schnell wieder in sich zusammenfällt. Meistens genügen schon wenige für diesen Effekt.

Blonde Strähnen oder ein hellerer Ton Beides wirkt einfach frischer und lebendiger. Außerdem wird das Haar dadurch griffiger, es sieht dann nach »mehr« aus.

Wellen Sie sind oft ideal, um feinem Haar Halt zu geben. Man muss sie allerdings sehr gezielt kämmen. An Kontur, Wirbel oder im Nacken sind sie besonders effektiv. Sie müssen gut mit Haarspray fixiert werden.

Peeling Rückstände von Spray & Co. machen feines Haar besonders schnell strähnig und stumpf. Ein Peeling bringt es auf null. Auch sinnvoll: Die Pflegeserie mal zu wechseln.

Extensions Eine tolle Lösung, wenn Schnitt und Pflege allein für Fülle nicht ausreichen. Meistens genügen schon ein paar kleine Strähnchen, um das Gesamtbild optisch zu verbessern und dem Haar den gewünschten Effekt zu geben. Die Technik ist so perfekt, dass man die Mogelei nicht sieht.

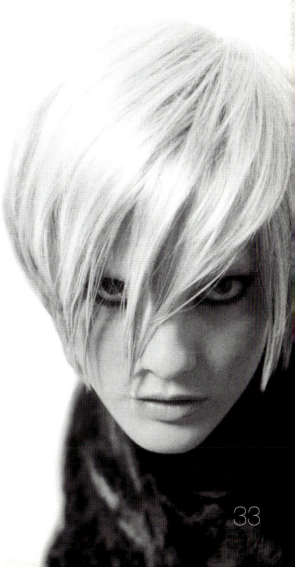

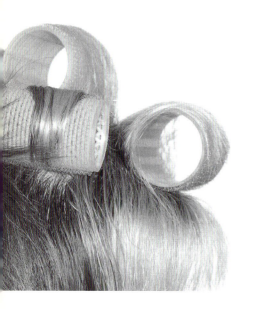

mehr Halt und Griffigkeit. Hilft auch bei Wirbeln, die sich sonst nur mit Wicklern oder Glätteisen zähmen lassen.

Toupieren Klingt altmodisch, ist aber klasse, um Volumen ins Haar und besonders an den Hinterkopf zu bringen. Eng am Ansatz Strähne für Strähne zwei- bis dreimal gut antoupieren und Haarspray genau auf die Partie sprühen. Kurz antrocknen lassen und anschließend das Deckhaar vorsichtig glatt darüberbürsten. Frisur nur mit den Fingern zurechtzupfen, nicht mehr durchkämmen.

Die Strähnchen wachsen mit dem eigenen Haar nach einigen Monaten heraus und man entfernt und erneuert sie. Nicht ganz billig, aber supertoll, wenn man unglücklich über seine feinen Fisseln ist.

Polster Wenn Sie Ihr Haar gern aufstecken, mogeln Sie mit einem Polster. Gibt's in verschiedenen Farben und Formen in Drogerien und Kaufhäusern. Gut am Haar feststecken und dann die eigenen Strähnen darüberlegen. Vorher etwas antoupieren, dann halten die Haarnadeln zum Befestigen besser.

Dauerwelle Moderne Dauerwellen kann man gezielt einsetzen. Sie sind darum ideal, wenn tägliches Föhnen und Toupieren lästig wird. Oft genügt schon, nur dem Deckhaar mehr Stand zu geben. Keine Angst, es gibt keine Krissellocken! Die Haare bekommen nur

Massage Gönnen Sie sich ab und zu eine Kopfhautmassage. Sie durchblutet und versorgt dadurch die Haarwurzeln sehr viel besser mit Nährstoffen. Das macht zwar die Haare nicht dicker, aber sie richten sich dann etwas auf, was optisch ein Vorteil ist.

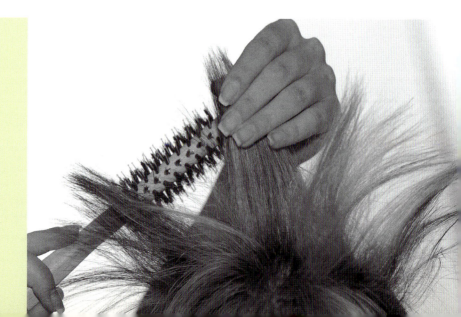

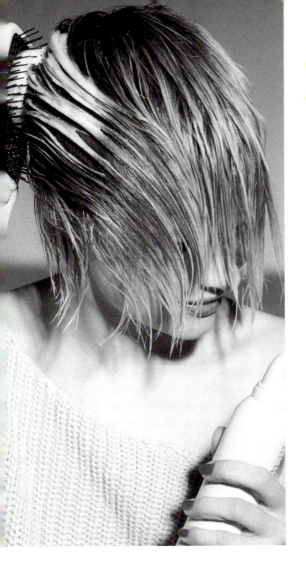

» Eine langjährige Kundin von mir zog von Hamburg in eine andere Stadt und war fest entschlossen, auch weiterhin regelmäßig in den Salon zu kommen. Sie sprach darüber mit ihrem Mann und der meinte pragmatisch: ›Was für ein Luxus, das kommt überhaupt nicht in Frage. Es wird doch wohl auch hier einen Friseur geben, an den du dich gewöhnen kannst. Wir gehen jetzt in die Stadt und sprechen eine Frau mit gutem Haarschnitt an und fragen, wohin sie geht!‹ Genau das haben sie gemacht und bekamen die überraschende Antwort: ›Ich? Ich gehe zu Marlies Möller in Hamburg!‹ «

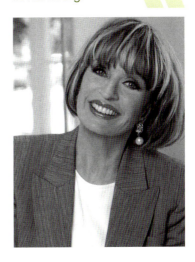

Tipp

Gehen Sie sparsam mit Stylingprodukten um – mehr macht nicht mehr. Je hochwertiger Ihre Produkte allerdings sind, desto weniger wird das zum Problem. Verteilen Sie Pflege und Styling wirklich nur im Haar und niemals auf der Kopfhaut – außer es handelt sich um ein spezielles Kopfhautprodukt.

Top Five **für feines Haar**

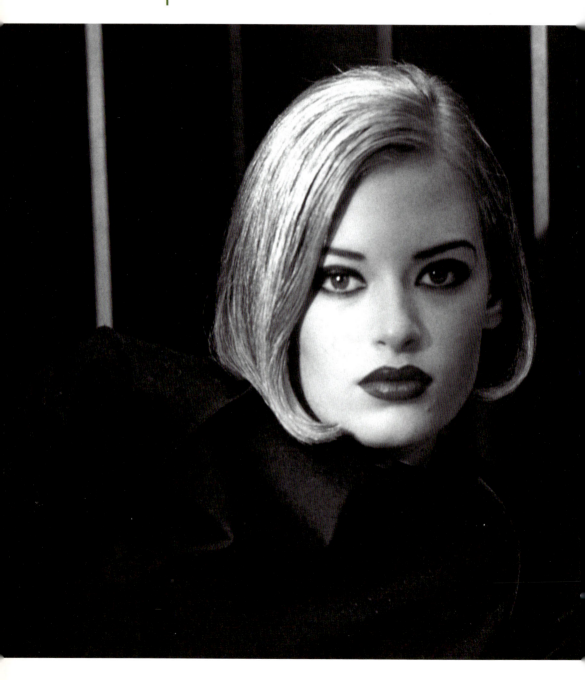

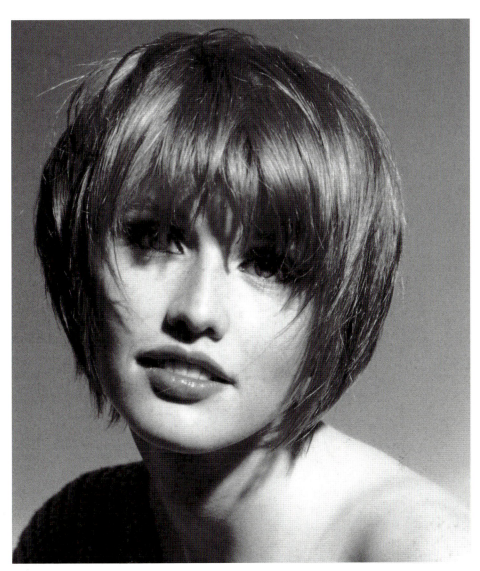

1 Pagenkopf

Der Klassiker ist eine Ideallösung für feines Haar. Egal, wie fein es ist, mit dieser Frisur kommen Sie immer gut zurecht. Damit die Seiten perfekt sitzen, sollte der Nacken ein wenig kürzer und leicht gestuft geschnitten werden.

2 Fransen

Ein üppiger Pony, der bis über die Brauen fällt, und lange Seitenfransen sehen auf den ersten Blick nach viel Haar aus. Wenn auch das Nackenhaar leicht stufig geschnitten wird, bekommt der Hinterkopf eine schönere Form.

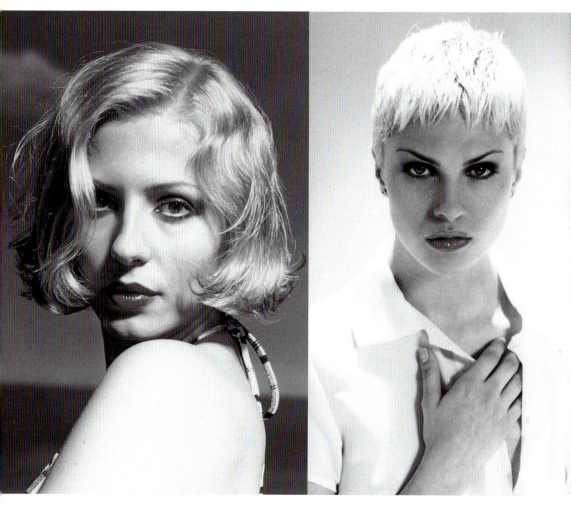

3 Softwellen

Mit geschobenen Wellen bekommt das Haar Bewegung und Stand. Es wirkt dadurch insgesamt voller. Die ideale Länge für diese Frisur: zwischen Ohrläppchen und Kinn. Bei glattem Haar kann man mit einer leichten Stylingwelle mogeln.

4 Ganz kurz

Eine extreme Frisur oder Farbe kann auch von feinem Haar ablenken. Für diesen Raspelschnitt wurde das Haar sehr knapp gekürzt. Kleiner Tipp: Je weniger Frisur, desto wichtiger wird das Make-up. Betonung liegt auf Mund und Augen.

Top Five **für feines Haar**

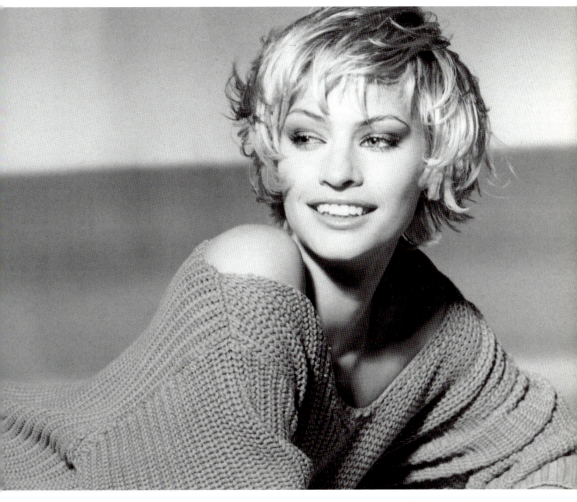

5 Stufenschnitt

Das Haar wird vom Oberkopf aus in Stufen geschnitten, die locker übereinander fallen. Das plustert auf und täuscht Fülle vor. Schön, wenn die Spitzen leicht nach außen geföhnt werden, das unterstützt den Eindruck von Fülle noch.

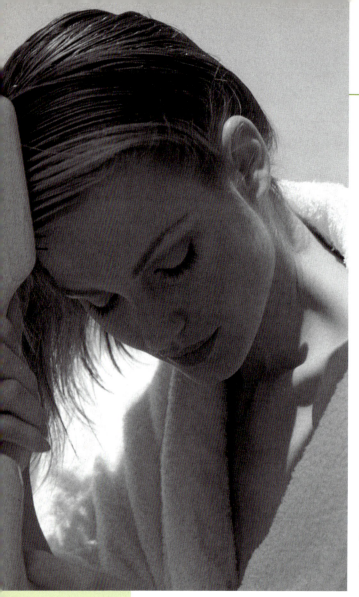
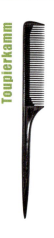
Toupierkamm

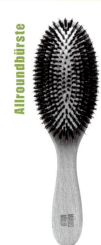
Allroundbürste

Alles wird gut

Feines Haar und heiße Föhnluft – das geht gar nicht! Darum nur bei mittlerer Hitze trocknen und mit dem Föhn ständig hin und her pusten. Ebenso wichtig: Stylingschaum benutzen, er schützt das Haar und beschleunigt das Trocknen. Guter Trick, um Stand zu bekommen: Gegen die gewünschte Richtung vorföhnen und das Haar erst danach mit der Rundbürste formen. Oder, bei längerem Haar, mit mehreren Rundbürsten oder Klettwicklern arbeiten. Grundsätzlich wichtig: Haare nach dem Föhnen immer lange genug auskühlen lassen, sonst hält die Spannung nicht.

Must have

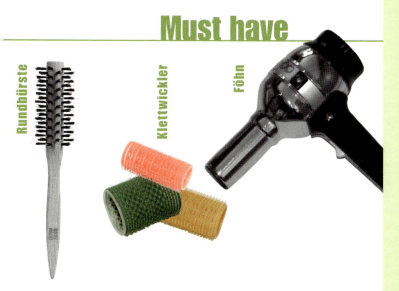

Rundbürste · Klettwickler · Föhn

Toupierkamm mit feinen Zinken. **Allroundbürste** zum täglichen Aus- und Durchbürsten der Haare. **Rundbürste** für Stand und Volumen – möglichst eine kleinere und eine größere. Mit der kleineren kann man auch gut toupieren. **Klettwickler** in verschiedenen Größen zum Auffrischen und für Volumen. Leistungsstarker **Föhn** mit verschiedenen Heizstufen.

No

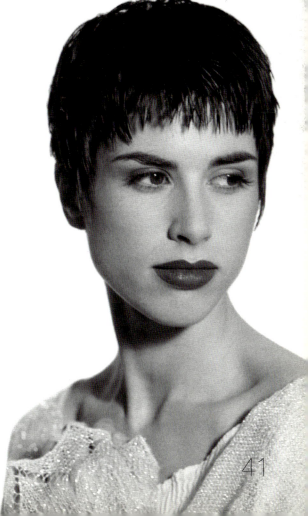

■ Lange oder schulterlange Haare sind ungeschickt. Sie lassen das Haar feiner aussehen, als es ist. Außerdem werden auch die Spitzen bei der Länge zusätzlich strapaziert, da sie auf die Schultern stoßen, was bei dem ohnehin sensibleren Haar nicht schlau ist.

■ Ein schnurgerader Scheitel verstärkt den Eindruck von feinem Haar, weil man dadurch viel Kopfhaut sieht. Günstiger ist nur ein Scheitelpunkt am Hinterkopf oder lässiges Zickzack. Beides sieht nach Fülle aus.

■ Dicke Mützen, schwere Hüte oder eng geschlungene Schals drücken feines Haar sofort zusammen. Besser sind leichte Kopfbedeckungen, die man nur lose überlegt.

■ Glatter Wet-Look oder Gelfrisuren sind nicht optimal bei feinem Haar und nur im Sommer eine Lösung. Ansonsten sind locker aufgebauschte Frisuren einfach günstiger.

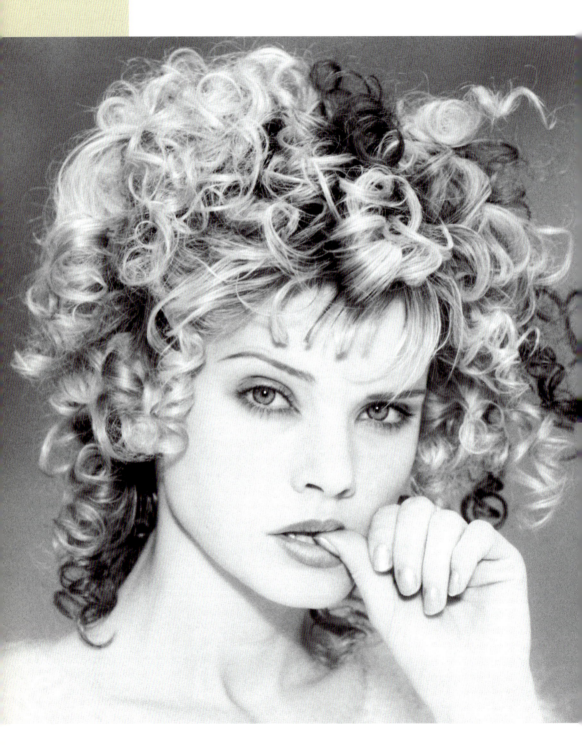

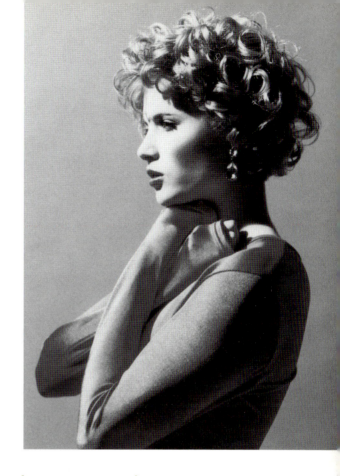

Naturlocken

Sie sind rebellisch und eigenwillig. Alle Versuche, Naturlocken zu bändigen oder glatt zu striegeln, können Sie vergessen. Umwerfender Glanz und sprunglebendige Locken – auch zu viel verlangt! Schließen Sie einen Friedenspakt – Sie kümmern sich um intensive Pflege und Ihre Haare danken es Ihnen mit glänzenden Locken.

Das hilft

Haargenauer Schnitt In trockenem Haar lässt sich der Ist-Zustand am besten einschätzen. Darum ist ein Trockenhaarschnitt ideal für Naturkrause. Am besten Schulterlänge mit leichten Stufen oder ein Bob mit langem Deckhaar. Wichtig: Der natürliche Fall der Locken muss immer Teil der Frisur sein, sonst hört der Kampf nie auf.

Schön feucht In Produkten für Locken steckt fast immer eine große Portion Feuchtigkeit, das macht sie so effektiv. Die Haare kringeln sich nach der Anwendung leichter und sehen niemals verwuschelt aus.

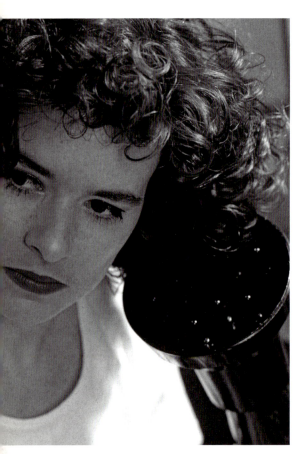

Warme Luft Bitte nicht heiß und mit viel Wind föhnen. Das macht Sauerkraut-Locken. Sprungkraft gibt's, wenn man die Haare zuerst über Kopf mit dem Diffuser vorföhnt, anschließend Stylingschaum von den Spitzen aus einknetet und dabei noch einmal kurz hin und her föhnt.

Schnelltuning Machen die Locken schlapp und eine Haarwäsche ist nicht drin – einfach Sprühpflege oder Lockenfluid von den Spitzen aus einarbeiten. Notfalls geht's auch mit einer feuchten Dusche aus dem Wäschesprenger. Klettwickler sind ebenfalls kleine Retter. Haare anfeuchten, aufdrehen, anföhnen und auskühlen lassen. Zum Schluss mit Haarspray fixieren und mit den Fingern kurz etwas nachformen.

Spezialpflege Krauses Haar ist meistens trocken. Darum sind Produkte mit hohem Pflegeanteil ratsam – entweder extra für strapaziertes Haar oder speziell für Locken. Die einen pflegen nur, die anderen ziehen die Haare beim Trocknen gleichzeitig nach oben und geben den Locken mehr Sprungkraft.

Anti-Verklettungs-Taktik Ins nasse Haar eine Pflege einkneten, die nicht ausgespült werden muss. Anschließend mit einem grobzahnigen Kamm von den Spitzen aus Richtung Ansatz alles vorsichtig entwirren.

Bügelprogramm Machen nur einige Strähnen oder die Ponyfransen Ärger, lassen sich die Haare auch mit einem Glätteisen oder einem Lockeneisen in Form zwingen. Geht aber wirklich nur bei wenig Krause und einzelnen Partien, sonst ist es nicht nur mühsam, sondern auch zu stressig fürs Haar.

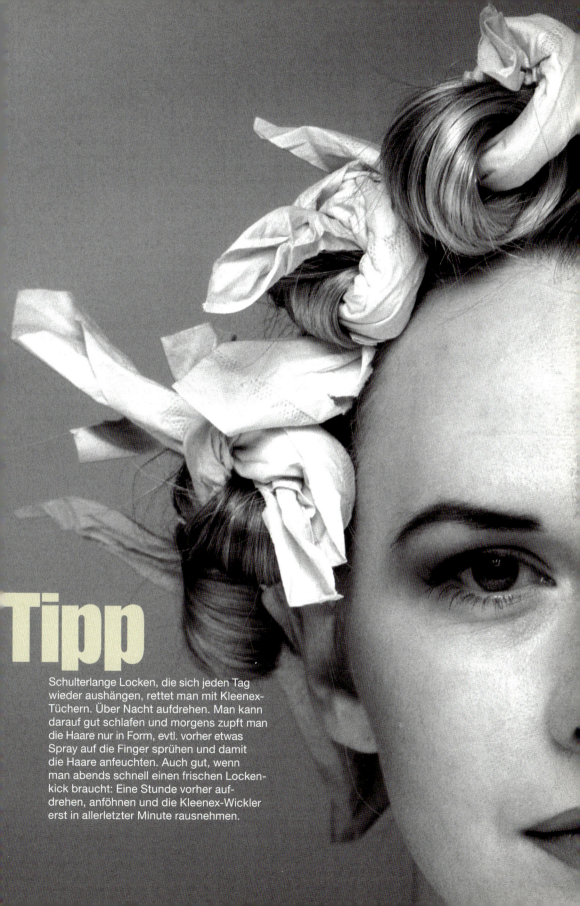

Tipp

Schulterlange Locken, die sich jeden Tag wieder aushängen, rettet man mit Kleenex-Tüchern. Über Nacht aufdrehen. Man kann darauf gut schlafen und morgens zupft man die Haare nur in Form, evtl. vorher etwas Spray auf die Finger sprühen und damit die Haare anfeuchten. Auch gut, wenn man abends schnell einen frischen Lockenkick braucht: Eine Stunde vorher aufdrehen, anföhnen und die Kleenex-Wickler erst in allerletzter Minute rausnehmen.

Top Five für Naturlocken

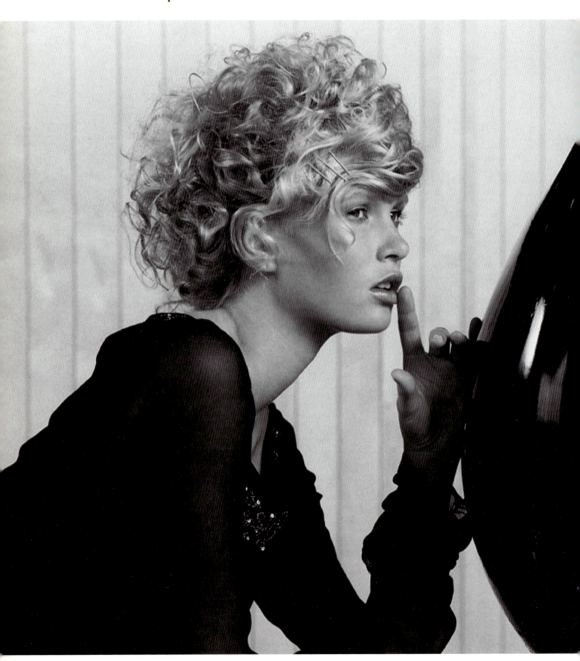

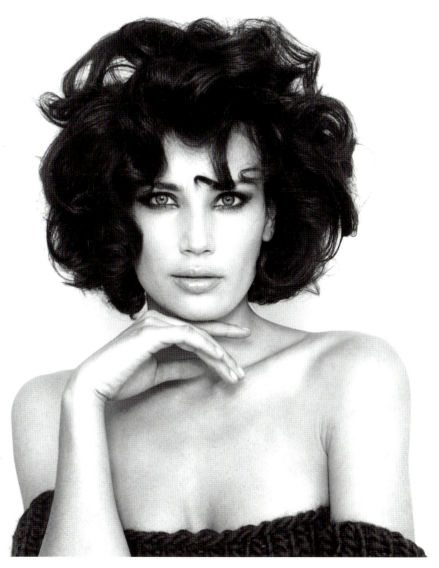

1 Gedreht

Naturlocken kringeln sich sehr schön, wenn das Haar gestuft geschnitten wird und man es nach dem Waschen auf Wickler rollt. Dann lässt es sich leicht mit den Fingern formen. Oft genügt es schon, nur die Spitzen etwas nachzudrehen.

2 Bauschig

Halblanges, dickes Haar sieht einfach toll aus, wenn man die Locken voluminös aufbauscht und lässig frisiert. Dafür muss man sie am Ansatz leicht toupieren und die Spitzen mit den Fingern und einem Glanzprodukt zurechtzupfen.

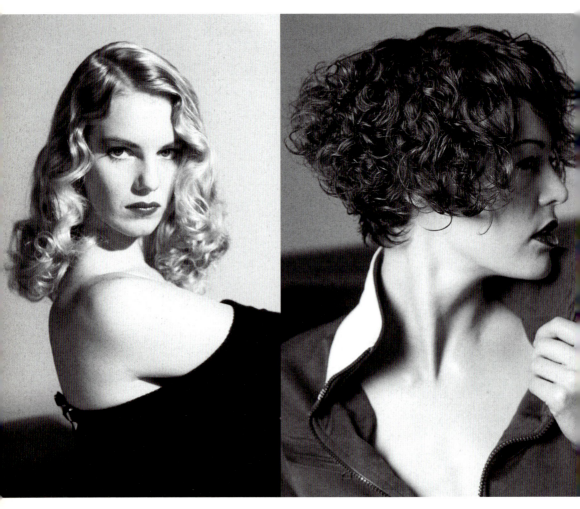

3 Lang

Für den Glamour-Look darf das Haar nur leicht naturgewellt sein. Es wird vom Scheitel aus im Wechsel auf große und kleine Wickler gelegt und später mit Wellenreitern und den Fingern nachgestylt. Zum Schluss mit Haarspray fixieren.

4 Luftgetrocknet

Kräftiges naturgelocktes Haar lässt sich mit einem perfekten Schnitt wunderbar luftgetrocknet stylen. Dafür muss der Nacken schön kurz sein und die Seiten leicht gestuft. Die Locken nur mit Locken- oder Feuchtigkeitsspray aufkneten.

Top Five für Naturlocken

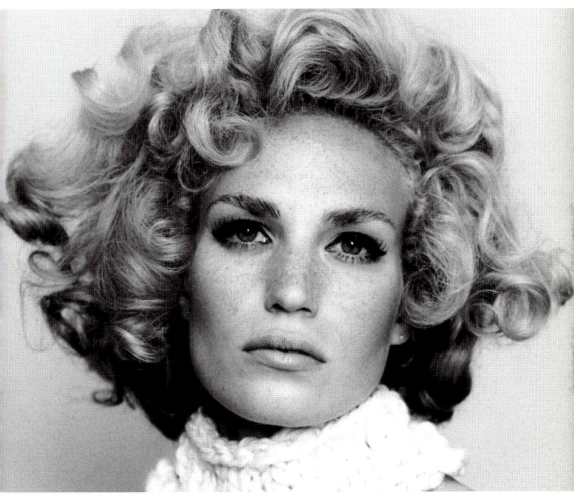

5 Volumen

Ist das Haar stark gelockt und wellig, ist ein halblanger Stufenbob ideal. Zum Formen braucht man Wickler und ein Pflegeprodukt, das man einknetet. Möglichst gar nicht oder nur etwas anföhnen, sonst werden die Locken zu krisselig.

Föhn mit Diffuseraufsatz zum schonenden Trocknen. Große **Rundbürste** zum Formen der Haare oder einzelner Partien – evtl. noch eine kleinere zum Toupieren. **Allzweckkamm** mit weit auseinander stehenden Zinken zum Durchkämmen. **Paddelbürste** für die tägliche Pflege und zur Kopfhautmassage. **Toupierkamm** für mehr Halt am Ansatz. Große **Klettwickler** für Locken und Wellen.

Must have

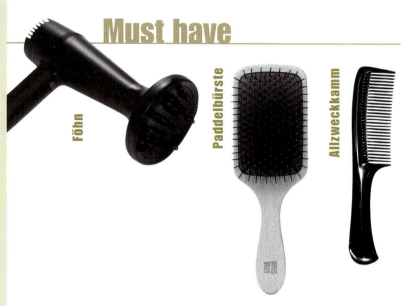

Föhn Paddelbürste Allzweckkamm

Alles wird gut

Bei extrem rauen und spröden Spitzen hilft Folgendes: Vor dem Waschen ins trockene Haar ein Kurprodukt einmassieren, kurz einwirken lassen, ausspülen und danach die Haare wie immer shampoonieren. Im trockenen Haar kann man besonders gut erkennen, wo Zusatzpflege nötig ist. Ansonsten ist es schlau, mindestens einmal wöchentlich eine Haarmaske oder Kur zu benutzen. Gibt's auch als Übernachtpflege, die unsichtbar ihre Wirkung entfaltet.

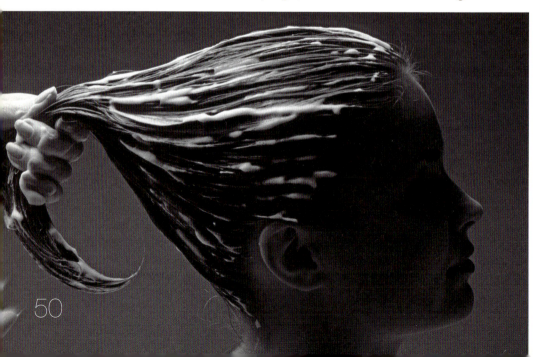

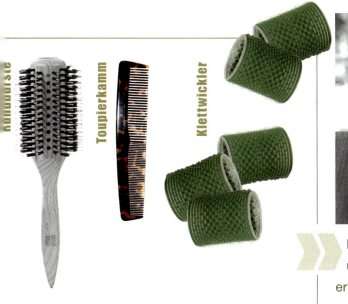

Rundbürste   **Toupierkamm**   **Klettwickler**

No

■ Starke Krause ist nicht unbedingt etwas für Ponys – es sei denn, sie werden täglich glatt geföhnt oder man kann sie mit Schaum oder Feuchtigkeitsspray lässig kneten.

■ Vorsicht mit intensiver Pflege wie Kuren, Masken, Pflegeshampoos und sonstigen Spezialprodukten. Nicht alles auf einmal und nicht immerzu. Die Locken werden dann schnell zu schwer und hängen sich aus. Nur sehr wenige und sehr hochwertige Produkte haben diesen Effekt nicht.

■ Keine engzahnigen Kämme benutzen, damit schaden Sie den ohnehin meist trockenen Spitzen und ein Durchkämmen der Locken ist mühsam oder kaum möglich.

■ Styling- und Glätteisen sollten so wenig wie möglich zum Einsatz kommen. Beide trocknen das Haar aus. Das können sich nur absolute Pflege-Profis erlauben.

》》 Die sportliche und unkomplizierte Frau eines erfolgreichen Managers musste ihren Mann häufig zu offiziellen Anlässen begleiten. Vorher kam sie immer schnell in den Salon, um sich stylen zu lassen. Absoluter Trend waren gerade luftgetrocknete Locken, leicht und schnell zu frisieren. Sie begeisterte sich sofort für diesen praktischen Look und entschwand beim nächsten Besuch damit. Ihr Mann sah sie und reagierte mit Entsetzen auf die Wuschelhaare. Um sich eine nervige Diskussion zu ersparen, sagte sie schlagfertig: ›Ich bin noch gar nicht fertig‹ und drehte das Haar schnell auf Wickler. 《《

Problemhaare

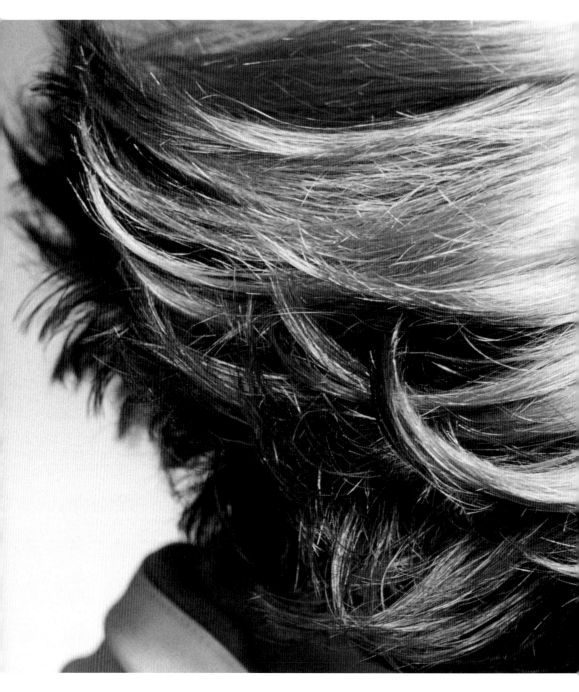

Egal, ob glatt, lockig, kurz oder lang, plötzlich passiert's: Das Haar glänzt nicht mehr, die Locken hängen müde, die Spitzen sind gespalten. Keine Panik – die Probleme bekommt man schnell in den Griff. In den meisten Fällen sind Pflegefehler oder falsche Produkte dafür verantwortlich. Lösungen dafür liegen mir ganz besonders am Herzen. Hier meine erfolgreichsten.

Trocken und spröde

Nur in den seltensten Fällen ist eine Fehlfunktion der Talgdrüsen verantwortlich für das Problem. Fast immer gibt es einen handfesten Grund, wenn Haare plötzlich trocken, spröde und strohig werden: zu viel Sonne, keine oder schlechte Pflege, Stress, falsche oder zu viel chemische Behandlungen und einiges mehr.

1. Nehmen Sie einen Handspiegel und betrachten Sie Ihr Haar von allen Seiten, auch von hinten. Sie erkennen schnell, wo es besonders porös und spröde ist. Es ist dort heller und sperriger. Sie können Ihre Pflegebemühungen dann gezielt einsetzen. Oft genügt es schon, nur einzelne Partien intensiv mit Wirkstoffen zu versorgen.

2. Waschen Sie das Haar nicht unbedingt jeden, sondern besser nur jeden zweiten Tag. In den meisten Fällen genügt ein Nachbessern der Frisur mit Feuchtigkeitsspray oder festigendem Pflegeschaum. Manchmal reicht es auch, nur Pony oder Nackenhaare zu waschen. Dabei die restlichen Haare gut wegstecken oder auf Klettwickler rollen.

3. Vermeiden Sie alles, was austrocknend für Haare sein kann: Chlorwasser, Sonne, Blondierungen, Dauerwellen, häufiges Föhnen, Curler oder Unmengen stark festigender Stylingprodukte.

4. Gönnen Sie sich gute Shampoos mit reichlich Pflegesubstanzen und spülen Sie anschließend großzügig, damit keine Reste im Haar verbleiben. Sonst sieht es schnell wieder stumpf und glanzlos aus.

5. Kuren gehören nicht in den Schrank, sondern auf den Kopf. Je häufiger, desto besser. Verpacken Sie Ihr Haar danach in Folie. Durch die entstehende Wärme verteilen sich Wachse und Öle gleichmäßiger.

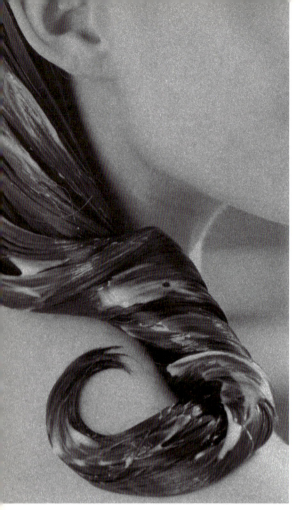

6. Für sehr stark geschädigtes Haar habe ich noch 3 hochwirksame Tricks, die Sie sich für den Notfall merken sollten:

■ Die schnelle Methode: Verteilen Sie eine Haarmaske oder ein anderes Pflegeprodukt bereits vor dem Waschen in den Haarspitzen. Einwirken lassen und dann gut ausspülen. Danach die Haare wie gewohnt waschen, trocknen und stylen.

■ Die 30-Minuten-Methode: Beginnen Sie wie bei Trick 1, aber massieren Sie mit dem Pflegeprodukt auch ein wenig die Kopfhaut. Das fördert die Durchblutung und die Pflege wirkt intensiver. Anschließend warm verpacken. Nach 20-30 Minuten Einwirkzeit alles wieder ausspülen und wie immer shampoonieren, trocknen und in Form legen.

■ Die effektivste Methode: Eine Intensivpflege, die über Nacht im Haar einwirken kann. Sie verteilt ihre Aufbaustoffe unsichtbar dort, wo es notwendig ist. Morgens kann man alles wieder ausspülen, die Haare einmal normal mit Shampoo durchwaschen und wie immer trocknen und stylen.

Must have

Föhn mit Diffuseraufsatz, um das Haar besonders sanft zu trocknen. **Allzweckkamm** zum schonenden Durchkämmen, um nicht am rauen Haar hängen zu bleiben. **Paddelbürste** mit weit auseinander stehenden Borsten für die tägliche Kopfhautpflege.

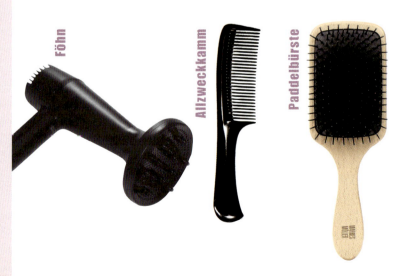

7. Lassen Sie so oft es irgend geht Ihr Haar an der Luft vortrocknen und nehmen Sie nur fürs Styling kurz den Föhn. Noch besser: Sie arbeiten mit Wicklern.

8. Benutzen Sie nur hochwertige Kämme und Bürsten. Gerade strapaziertes Haar ist dafür dankbar. Es ist oft so rau, löchrig oder gespalten, dass schlecht verarbeitetes Handwerkszeug hängen bleibt, es abreißt oder vorhandene Risse verstärkt.

Gespaltene Spitzen

Je länger das Haar, desto empfindlicher werden die Spitzen. Schließlich wurden sie unzählige Male gewaschen, haben stressige Sonnen- und Meerbäder und jede Menge Heißluft-Angriffe hinter sich. Kommen sie dann noch ständig mit der Kleidung in Berührung, spalten sich die porösen Enden und Spliss ist vorprogrammiert. Aber es gibt für alles eine Lösung. Mein Spliss-Hilfsprogramm ist dem für strapaziertes Haar sehr ähnlich.

1. Ich kenne keine schnellere und perfektere Lösung als gesundschneiden. Das bedeutet feine Partien abteilen und stumpf abschneiden. Sind die geschädigten Spitzen weg, ist auch das Problem verschwunden.

2. Eine gute Methode, um Spliss vorzubeugen: Vermeiden Sie Reibereien. Das gilt besonders für langes Haar. Je häufiger Sie

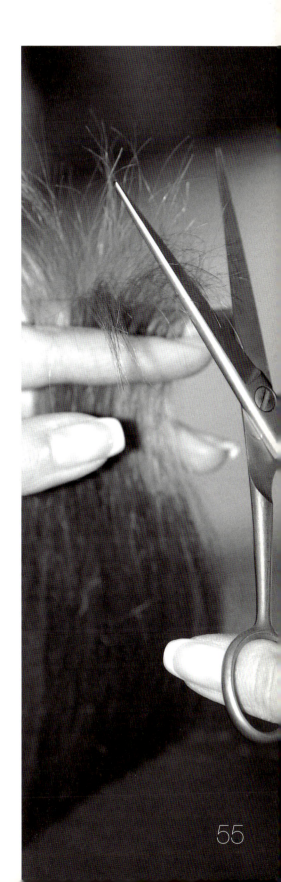

die Spitzen kürzen lassen, desto besser – auch wenn diese noch keine erkennbaren Mängel zeigen. Schon ein halber Zentimeter kann kleinste, unsichtbare Risse entfernen und das Problem im Ansatz stoppen.

3. Bei splissanfälligen Spitzen sollten Sie besonders vorsichtig föhnen. Teilen Sie das Haar in kleine Partien ab und beginnen Sie mit dem Trocknen an den Spitzen. Pusten Sie die heiße Luft immer schön von oben in Wuchsrichtung, damit das Haar anschließend auch glänzt.

4. Spezielle Splissprodukte kitten den Schaden von einer bis zur nächsten Wäsche. Das ist allerdings nur Kosmetik und keine wirkliche Lösung. Aber es hilft optisch.

5. Sind die Spitzen sehr trocken, verteilen Sie auch tagsüber ein wenig Feuchtigkeitsspray auf die Enden. Damit ist das Haar versorgt und gleichzeitig geschützt.

6. Geben Sie nach jedem Waschen eine Pflegelotion ins feuchte Haar, die nicht ausgespült werden muss. Sie erleichtert nicht nur das Durchkämmen, sondern verhindert auch, dass man einzelne Haare verletzt oder überdehnt. Häufig sind die feinen Risse von außen gar nicht sichtbar.

7. Genau wie bei strapaziertem Haar ist es auch bei Spliss extrem wichtig, gute Kämme und Bürsten zu benutzen, um das Haar zu schonen. Auch stachelige Wickler und Spangen sind darum nicht ratsam.

8. Gönnen Sie sich ein seidenes Kopfkissen. Das gilt besonders für Rücken- und Seitenschläfer und hilft mehr, als Sie denken. Denn: Je glatter die Oberfläche ist, auf der Sie schlafen, desto besser gleitet der Kopf darüber. Das Haar kann sich nicht scheuern, verdrehen und verheddern und die empfindlichen oder bereits gespaltenen Spitzen werden wunderbar geschont.

Must have

Föhn mit verschiedenen Heizstufeneinstellungen, um die Spitzen nicht stärker zu schädigen. **Allzweckkamm** mit weit auseinander stehenden Zinken zum leichteren Durchkämmen. Hochwertige **Allroundbürste** mit weit auseinander stehenden Borsten für die tägliche Haarpflege.

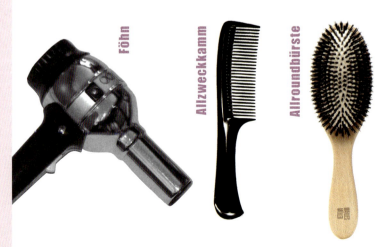

Föhn · Allzweckkamm · Allroundbürste

Schnell fettend

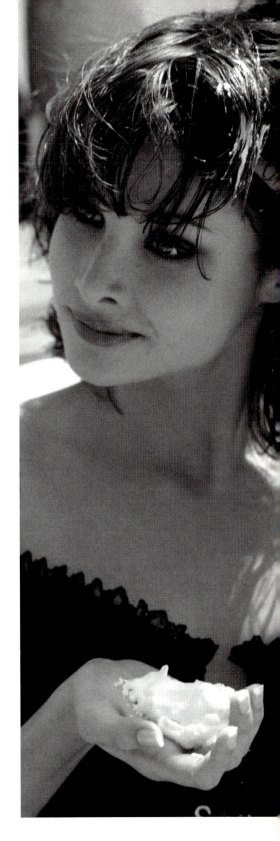

Ein Problem der Talgdrüsen. Sie sind besonders fleißig und produzieren mehr Fett, als nötig ist. Auch frisch gewaschen sieht das Haar schnell wieder klebrig und kraftlos aus. Die Frisur hält nicht und wirkt unfrisch. Besonders junge Frauen leiden oft darunter. Für das Problem habe ich jedoch ein paar gute Lösungen. Allerdings genügt es nicht, nur eine Behandlung auszuprobieren – hier ist Konsequenz gefragt.

1. Auch wenn die Meinungen in diesem Punkt auseinandergehen, bin ich für häufiges Waschen. Der Fettfilm muss komplett runter. Erstens fühlen Sie sich dann besser, das Haar fällt schöner und duftet frischer, und zum anderen gibt es keine Beweise dafür, dass es danach schneller fettet.

2. Ich empfehle mildes Shampoo – und ein Waschen ohne Massage, um die Talgdrüsenproduktion nicht unnötig anzuregen.

3. Ist nur die Kopfhaut fettig, die Spitzen aber trocken, wird es komplizierter. Das betrifft meistens Frauen mit längerem Haar. Die Lösung: Benutzen Sie ein möglichst mildes Shampoo und bearbeiten Sie damit nur den Ansatz gründlich. Die Spitzen werden dabei automatisch durch das shampoohaltige Wasser mit gereinigt. Auf die Spitzen geben Sie eine Kur für strapaziertes Haar oder ein Spezialprodukt zur Pflege spröder

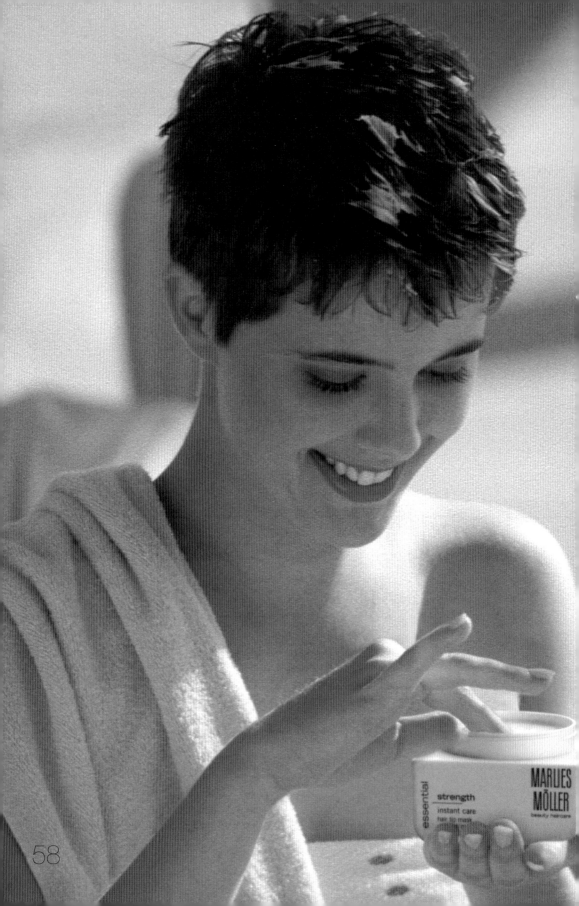

oder gespaltener Spitzen. Unter Haushaltsfolie funktionieren sie übrigens noch besser. Auch die Kopfhaut sollten Sie ab und zu gezielt mit Produkten pflegen, die eine beruhigende Wirkung auf die Talgdrüsen haben.

4. Vermeiden Sie alles, was die Talgproduktion auf Hochtouren bringt. Also durchblutende Kopfmassagen, häufiges Bürsten und viel warmes Wasser. Auch keine Produkte mit hohem Pflegeanteil verwenden.

5. Mein Vorschlag: Tragen Sie eine pflegeleichte Frisur, damit das Styling nach dem Waschen ruckzuck geht. Kurzes Haar mit Stufen oder Fransen ist praktisch, es wirkt optisch schon frischer und duftiger und ist schnell gewaschen und geföhnt.

6. Gehen sie sparsam mit Stylingprodukten um, nur die Spitzen betupfen, wenn sie Halt brauchen oder in Form gelegt werden müssen, und möglichst wenig Schaum, Glanz- und Haarspray nehmen. Besonders feines Haar überfrachtet man damit leicht und macht es gleich wieder strähnig.

7. Schön bei fettigem Haar finde ich ein paar helle Strähnchen oder – noch besser – eine komplett hellere Haarfarbe. Beides wirkt optisch frischer. Das Haar ist anschließend gleich viel griffiger und kann mehr Fett aufnehmen als vorher.

8. Einfach mal ausprobieren: Wenn längeres Haar klebrig ist und Sie schnell gut und lässig aussehen möchten, tricksen Sie mit starkem Haarspray. Kopf vornüber beugen, von unten in die Haar-Zwischenräume sprühen, alles mit den Fingern leicht auflockern, kurz warten und den Kopf dann schwungvoll

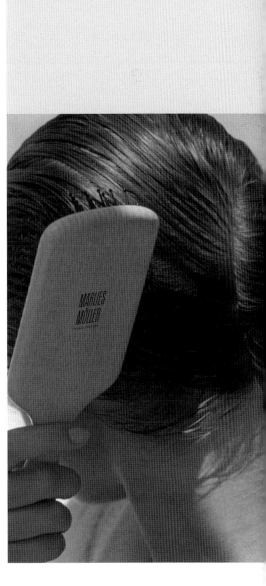

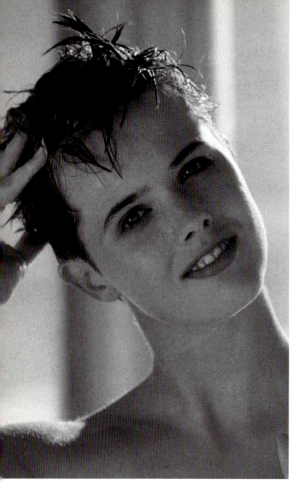

zurücknehmen. Die Haare danach einfach nur zurechtzupfen. Zweite Möglichkeit: Strähne für Strähne hochnehmen, mit Haarspray besprühen und dann kurz mit kalter Föhnluft kreuz und quer durchpusten. Nicht mehr kämmen oder bürsten. Danach ist nur noch ein leichtes Fingerstyling erlaubt.

9. Trockenshampoo ist zu Unrecht aus der Mode, ich finde es immer noch eine gute Lösung, wenn die Zeit für eine Haarwäsche fehlt. Die Produkte wurden inzwischen unglaublich verbessert, sie hinterlassen nach der Anwendung absolut keine Spuren mehr. Man sprüht den Puder ins Haar, er saugt das überschüssige Fett auf und anschließend bürstet man alles wieder aus. Danach fällt die Frisur für eine Zeit wieder lockerer und das Haar duftet auch angenehm.

10. Um das Haar nicht mehr als nötig zu belasten, können Sie die bereits im Haar befindlichen Stylingprodukte auch mit etwas Wasser zwischendurch wieder aktivieren.

Must have

Föhn mit verschiedenen Heizstufeneinstellungen. **Paddelbürste** mit weit auseinander stehenden Borsten für die tägliche Pflege und Kopfhautmassage. **Klettwickler** für Stand und Volumen. **Allzweckkamm** mit weit und eng auseinander stehenden Zinken zum Durchkämmen und Toupieren.

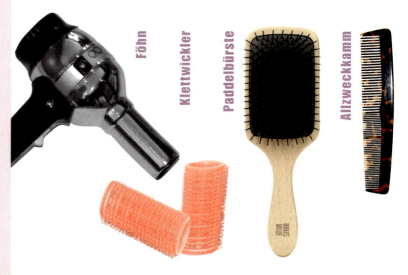

Schuppen

Die meisten empfinden Schuppen verständlicherweise als sehr unangenehm. Mehr als 45 Prozent aller Frauen in Deutschland schlagen sich gelegentlich oder häufig mit diesem Problem herum. Grund: Der normale Erneuerungsprozess der Zellen ist gestört. Statt im 28-Tage-Rhythmus abgestoßen zu werden, verkürzt sich der Vorgang auf 7-21 Tage. Die sonst unsichtbaren Schüppchen treten in geballter Form auf und werden dadurch sichtbar. Die Ursachen sind unterschiedlich. Es kann nach einer überstandenen Krankheit, Stress, falscher Pflege oder der Einnahme von Medikamenten passieren. Sowohl bei trockenem als auch fettigem Haar. Bei fettigem Haar sind oft Pilze verantwortlich, bei trockenem können es auch Pflegefehler sein. Für beides gibt es gute Produkte, die nur einen Nachteil haben – man muss sie absolut konsequent benutzen. Einmal auftragen und auf ein Wunder hoffen funktioniert nicht. Darum: Halten Sie durch. Dann können Sie irgendwann Schuppen und Kopfhautprobleme vergessen.

1. Am besten tragen Sie nach Möglichkeit jetzt eine Weile helle Kleidung, dann fallen die weißen Rieseln auf der Schulter weniger auf und Sie sind etwas entspannter.

2. Ganz wichtig: Benutzen Sie in jedem Fall Spezialprodukte. Die meisten enthalten eine Wirkstoff-Kombination, die gleich auf mehrfache Weise erfolgreich ist. Einige muss man einmal pro Woche benutzen, andere zwei- bis dreimal. Später reduziert sich die Anwendung langsam, und sind die Schuppen erfolgreich verschwunden, darf man eine längere Behandlungspause einlegen.

3. Bevor Sie Ihr Haar waschen, bürsten Sie es sorgfältig durch oder kämmen Sie es mit einem feinen Kamm. Das lockert die kleinen Schüppchen und sie lassen sich anschließend leichter auswaschen.

4. Massieren und rubbeln Sie nicht unnötig auf dem Kopf herum, wenn Sie das Haar waschen. Und spülen Sie extrem gründlich nach – je länger, desto besser.

5. Juckt die Kopfhaut ständig oder ganz plötzlich, oder ist sie stark gerötet, sollten Sie auf alle Fälle einen Dermatologen aufsuchen, um den Grund diagnostizieren zu lassen und eine Behandlung zu beginnen.

6. Benutzen Sie möglichst wenig Stylingprodukte und achten Sie darauf, dass nichts auf die Kopfhaut gelangt. Obwohl von Dauerwellen, Färben und Strähnchen üblicherweise abgeraten wird, sollten Sie dennoch mit Ihrem Friseur sprechen. Neue Produkte und Profi-Geschick machen vieles möglich. Erfahrungsgemäß fühlen sich viele Frauen dann gleich erheblich besser.

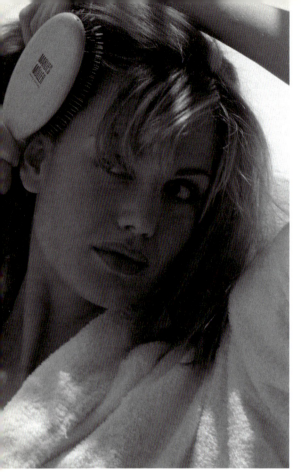

7. Vergessen Sie nicht, Kamm und Bürste jetzt häufiger und sorgfältiger zu waschen. Am besten, Sie machen das bei jeder Haarwäsche gleich mit. Dann können sich Pilze und Bakterien nicht einnisten und Ihr Problem bei jedem Benutzen wieder aufflackern lassen. Mit normalem Shampoo oder Feinwaschmittel geht das ganz schnell und gründlich.

8. Stellt sich nach etwa sechs Wochen konsequenter und richtiger Pflege ein sichtbarer Erfolg ein, können Sie mit dem Intensivprogramm eine Weile pausieren und wieder ein normales Shampoo und Ihre üblichen Stylingprodukte benutzen.

9. Was sonst für Haare ein absolutes No ist, dürfen Sie jetzt genießen: Sonne, auch von der Sonnenbank. Sie unterstützt Ihre Pflegebemühungen, da UV-Strahlen austrocknend wirken und dem zu feuchten Milieu der Kopfhaut meistens sehr erfolgreich entgegenwirken.

Must have

Föhn mit verschiedenen Heizstufeneinstellungen, um das Haar sanft und schonend zu trocknen. **Allzweckkamm** mit eng auseinander stehenden Zinken zum Durchkämmen und Auskämmen der Schuppen. Hochwertige **Allroundbürste** für die tägliche Pflege.

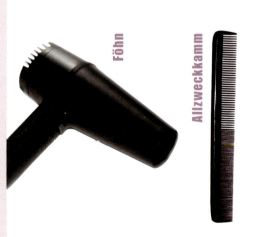
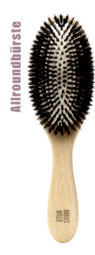

Haarausfall

Etwa 90 000-120 000 Haare haben wir durchschnittlich auf unserem Kopf. Sie wachsen täglich um ca. 0,3 mm. Und täglich fallen auch wieder welche aus. Ein ganz normaler Zustand. Erst wenn über viele Wochen mehr als 100 Haare pro Tag in Kamm oder Bürste hängen bleiben und Sie merklich dünneres Haar bekommen, wird es bedenklich. Dann müssen Sie unbedingt zu einem Dermatologen gehen – das ist nichts zum Selbstkurieren und auch kein Fall für den Friseur. Zum Trost: Oft ist der Grund nicht problematisch und die Haare wachsen ebenso plötzlich wieder nach. Gerade nach einer Schwangerschaft, überstandenen Krankheit, Chemotherapie, Tabletteneinnahme, hormonellen Veränderung, Diät oder extremen Stresssituation passiert das nicht selten. Ein Dermatologe kann mit einer gezielten Analyse den Grund feststellen und Ihnen eine entsprechende Behandlung verordnen. Warten Sie also nicht unnötig lange, wenn Sie unter Haarausfall leiden, sondern nehmen Sie die Sache in Angriff. Je eher, desto schneller kann Ihnen geholfen werden.

> » Ich muss alles ausprobieren, dann weiß ich, ob es gut funktioniert, sich gut anfühlt und ob Frauen so etwas haben möchten. Meistens bin ich Versuchskaninchen, oft auch meine Familie. Mit einer neuen Lockenwickler-Technik experimentierte ich einmal an der blond gelockten Puppe meiner Tochter Miriam. Die Dinger verhakten sich so ineinander, dass ich sie nicht mehr entfernen konnte. Als Miriam kurz den Raum verließ, schnitt ich schnell zwei Wickler raus und drapierte über die Lücke eine Aufsteckfrisur. Miriam war begeistert. Ich weiß bis heute nicht, wann sie die nackte Stelle bemerkt hat. Aber eines war klar, diese Wickeltechnik ging nicht! «

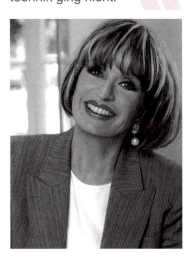

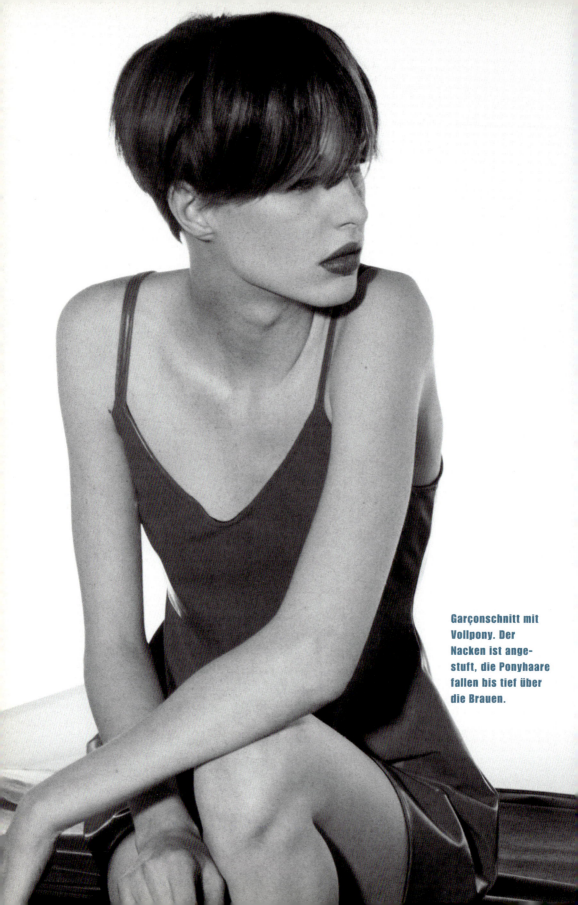

Garçonschnitt mit Vollpony. Der Nacken ist angestuft, die Ponyhaare fallen bis tief über die Brauen.

Meine Lieblings-Ponys **für jeden Typ**

Ponyfrisuren haben mich schon immer begeistert. Im Augenblick sind sie wieder total angesagt. Bei den Fashion Weeks in Paris, London oder New York trugen die Mädchen mehr Ponyfrisuren als je zuvor. Nicht nur sie oder Kate Moss, Katie Holmes und andere It-Girls sehen damit bezaubernd aus, auch normalen Frauen gibt ein Pony etwas Lässiges, Modernes und lässt die Augen schöner und ausdrucksvoller erscheinen.

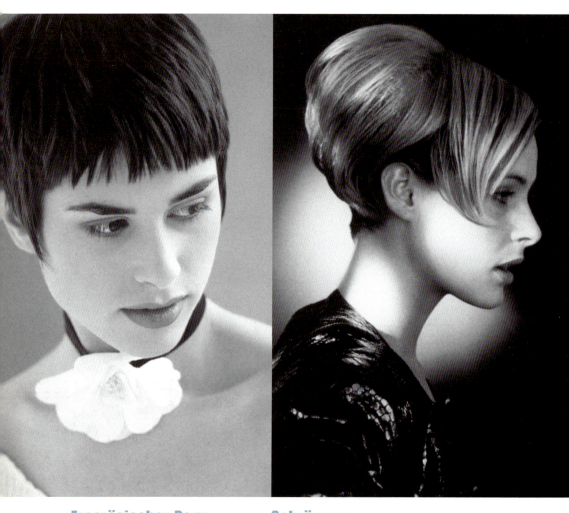

Französischer Pony

Der kurze, schnurgerade Schnitt wirkt immer avantgardistisch und erfordert ein ausdrucksvolles Gesicht und möglichst dunkle, kurze, kräftige Haare. Da so ein Pony die Blicke auf sich zieht, sollte auch das Make-up perfekt sein und die Augenbrauen sauber gezupft und in Form gebürstet.

Schrägpony

Der seitlich gekämmte, lange Pony ist besonders schön bei Hochsteckfrisuren oder gut toupierten Hinterköpfen, damit die Proportionen stimmen. Die Fransen werden seitlich mit der Spitze ins Gesicht gezogen. Interessante Variante: ein paar Ton-in-Ton-Strähnen oder nur hellere Haarspitzen.

Ponys für kurzes Haar

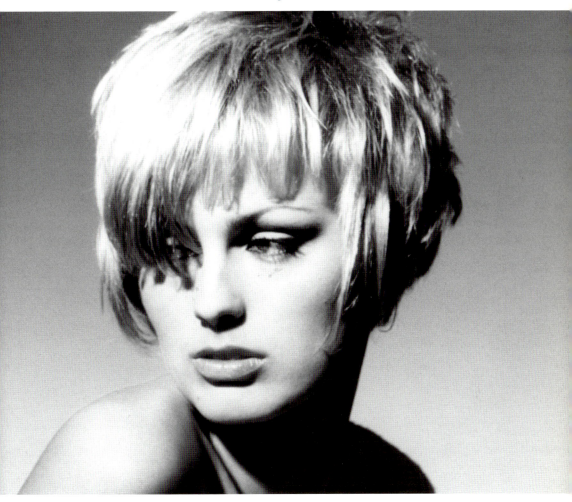

Fransenpony

Bei dieser Version sind die Ponyfransen Teil der Frisur. Das Haar wird von einem Punkt aus komplett durchgestuft, die Vorderpartie leicht asymmetrisch. Dadurch fallen die Ponyfransen unterschiedlich lang ins Gesicht und die Optik ändert sich bei jeder Bewegung. Eine praktische Frisur für feines Haar.

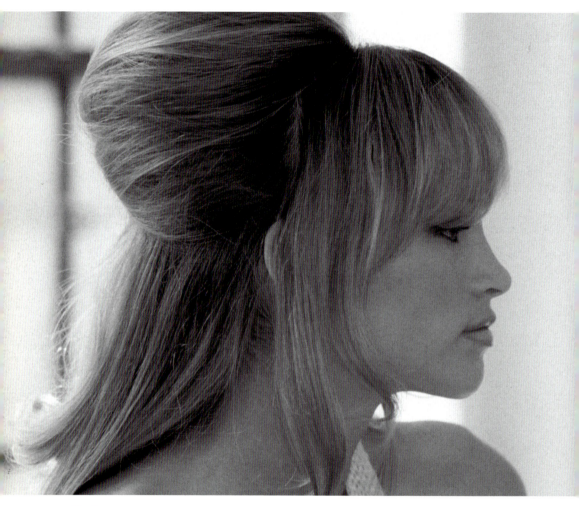

Vollpony

Sehr stylisch bei dichtem, langen Haar, das teils aufgesteckt, teils lang getragen wird. Oder bei extremen Frisuren. Der Pony muss mit leichtem Schwung bis über die Augenbrauen fallen und seitlich in die Haare übergehen.

Ponys für langes Haar

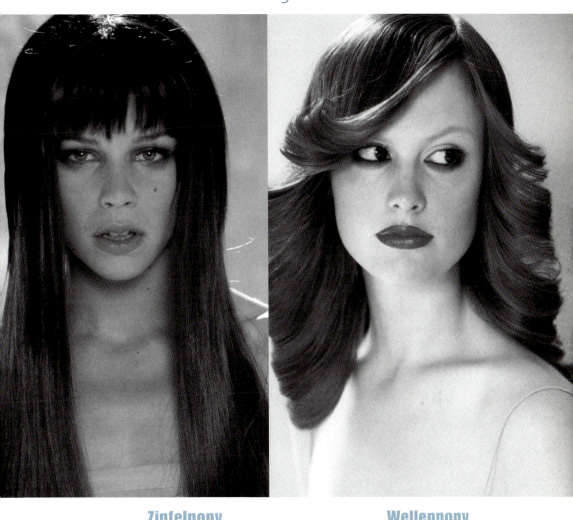

Zipfelpony

Der Pony wird leicht zipfelig geschnitten und fällt bis zu den Brauen – was auf den ersten Blick etwas unordentlich aussieht, aber sehr lässig wirkt. Besonders schön bei Pagenkopf und sehr dickem Haar oder bei sehr langem, glatten.

Wellenpony

Eigentlich ein längerer Schrägpony, der am Ende in einer großzügigen Welle aufspringt. Wer keine Naturlocken hat, muss den Schwung täglich mit einem Lockeneisen nacharbeiten oder morgens schnell einen Klettwickler benutzen.

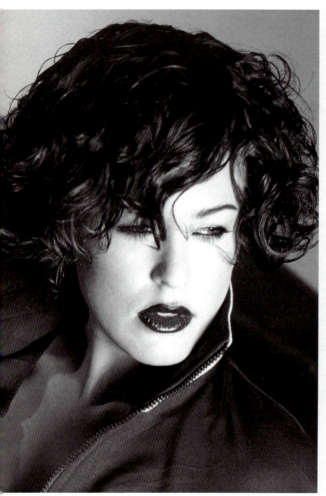
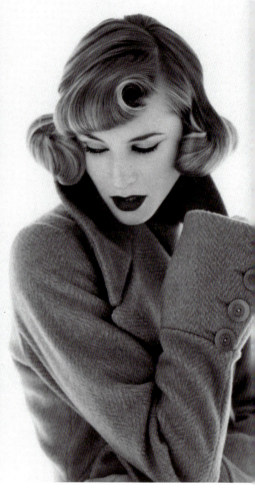

Lockenpony

Diese Ponyvariante ist am schönsten bei Naturlocken oder einer Stylingwelle, weil die Haare an der Luft trocknen können. Die Fransen dürfen nicht frisiert aussehen. Darum wird das Haar nur mit einem Stylingprodukt aufgeknetet.

Ponyrolle

Eine extreme Frisur, etwas für mutige oder extravagante Frauen. Die langen, gerade geschnittenen Ponyhaare werden nach dem Waschen mit einem Klettwickler geformt, mit Haarspray angesprüht und nicht mehr ausgekämmt.

Ponys **für lockiges Haar**

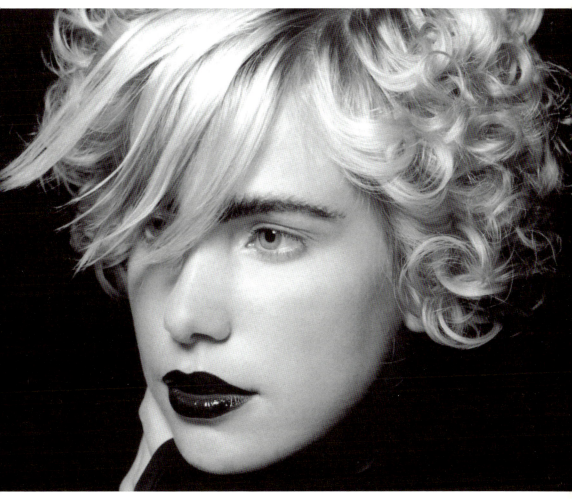

Strähnenpony

Eine Ponyvariante für jede Haarlänge und jede Haarqualität. Wichtig: Die paar Fransen müssen schnurgerade und lang ins Gesicht fallen. Am besten mit Gel oder Wachs fixieren. Sperrige oder lockige Haare mit dem Glätteisen bändigen.

Alles Gute für Ihren Pony

Ponyfrisuren machen jung und dynamisch, vorausgesetzt, man trägt die richtige Länge und Form und kennt ein paar Pflege-Hits. Hier die wichtigsten für Einsteiger.

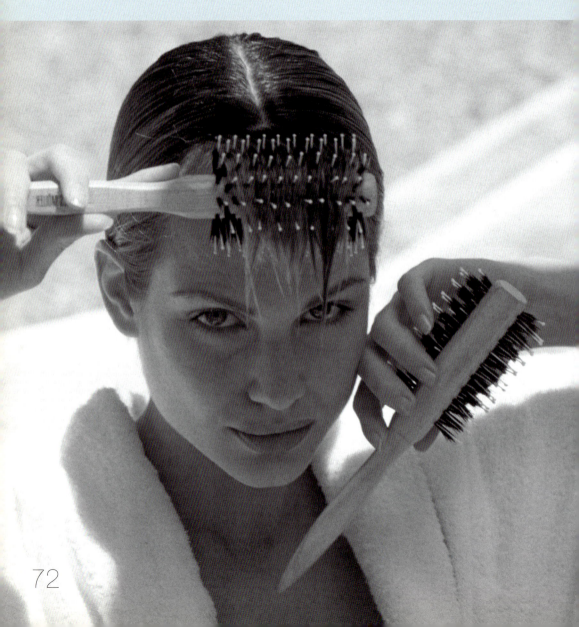

1. Für mich gibt es keine Altersbegrenzung für einen Pony – er ist alterslos und passt einfach zu jedem Stil. Entscheidend sind nur die Haarqualität und die Gesichtsform.

2. Eine kurze Stirn wird mit Pony gut kaschiert. Wirbel werden integriert, damit ein Pony möglich ist, und bei Pausbäckchen rate ich zum Seiten- oder einem duftigen Fransenpony. Dabei dürfen ein paar kleine Strähnchen lässig in die Stirn fallen.

3. Verzichten Sie auf den Trend, wenn Sie Naturlocken haben und es Ihnen zu mühsam ist, die Fransen jeden Tag glatt zu föhnen oder mit dem Glätteisen zu bearbeiten. Oder bei feuchtem Wetter auch zwischendurch noch einmal zu korrigieren. Denn richtig lockige Ponys gehen gar nicht!

4. Für Schminkmuffel sind Ponys auch nicht geeignet. Denn ein Pony im »nackten« Gesicht wirkt schnell schwer und hart. Mund und Augen sollten immer etwas betont werden – das sieht besser aus.

5. Machen Sie nicht den Fehler und entscheiden Sie sich für einen Pony, der bei anderen toll aussieht. Nicht jede Variante ist für jedes Gesicht gleich gut geeignet.
Ein Pony bis zur Nasenwurzel sieht am schönsten bei vollen, flächigen Gesichtern aus. Etwas für glatte Haare.
Ein luftiger Fransenpony ideal für eine niedrige Stirn und dünne Haaransätze. Beides lässt sich darunter gut verstecken.
Ein voller, gestufter Pony macht jünger. Er betont die Augen und lässt auch müde Gesichter immer frischer aussehen.
Ein kurzer französischer Pony ist besonders schwierig zu tragen und nur etwas für feine, ebenmäßige Gesichter und betont modische und experimentierfreudige Frauen.

6. Bei dunklem und sehr kräftigem Haar empfehle ich einen französischen Pony oder die Fransen etwas lichter zu schneiden. Das Gesicht wird sonst leicht erdrückt.

7. Damit die Ponyhaare schön duftig fallen, waschen Sie sie ruhig täglich. Sonst wirken sie schnell ungepflegt. Mit einem milden Shampoo ist das absolut problemlos und es geht schnell. Die seitlichen Haare dabei gut wegstecken, damit sie nicht auch nass werden!

8. Ist Ihr Haar von Natur aus glatt, trocknen Sie den Pony nach dem Waschen an der Luft und föhnen ihn nur zum Schluss noch kurz über die Rundbürste ein wenig nach. Dann fällt er nicht so flach. Wichtig: Nie rund föhnen, das sieht schnell spießig aus und verkürzt den Pony optisch.

9. Haben Sie keine Lust, mit dem Föhn zu hantieren, rollen Sie einen Klettwickler in die vorgetrockneten Ponyhaare und lassen ihn für wenige Minuten dort. Dann bekommt die Partie auch den richtigen Schwung.

10. Alle 3-4 Wochen ist eine professionelle Korrektur des Ponys beim Friseur nötig. Fragen Sie, ob er zwischendurch kostenlos nachschneidet. Gute Friseure bieten diesen Service an. Notfalls kürzen Sie vorsichtig selbst mit einer kleinen spitzen Nagelschere. Eine Ministrähne in sich drehen und dann einen halben Zentimeter abschneiden.

Neue Farbe
Neuer Typ

Nicht nur Stars und Promis lieben es, mit neuem Styling und neuer Haarfarbe zu überraschen und ihren Typ immer wieder neu zu erfinden, irgendwann im Leben hat jede Frau einmal den Wunsch, anders auszusehen. Ich finde, das muss sogar sein! Mit einer anderen Frisur oder Haarfarbe fühlt man sich anders, kleidet sich anders und wird auch anders wahrgenommen. Eine emotionale, intensive und überraschende Erfahrung, die Persönlichkeit und individuellen Stil oft ganz neu definiert.

Farbe

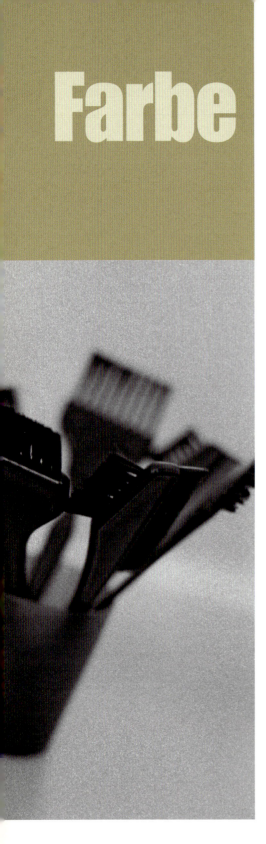

■ Bevor Sie sich für eine neue Haarfarbe entscheiden, überlegen Sie genau, wie mutig Sie sein wollen. Das gibt Sicherheit und hilft, die optimale Technik zu finden und böse Überraschungen auszuschalten.

■ Prüfen Sie, ob Sie bereit sind, bei großer Veränderung auch andere Farben und Kleidung zu tragen und auch Ihr Make-up und Pflegeverhalten zu verändern. Unter Umständen erfordert das alles auch täglich mehr Zeit als bisher. Das will überlegt sein.

■ Mein Tipp: Buchen Sie Ihren Friseurtermin für so ein Experiment zum Wochenende. Sie haben dann genügend Zeit, sich an die neue Farbe zu gewöhnen, neue Stylingvarianten zu versuchen und ein anderes Make-up auszuprobieren. Am Montags im Job gehen Sie dann mit Ihrem neuen »Ich« bereits ganz souverän um.

■ Ich klassifiziere nicht gern. Meiner Meinung nach stehen Farben von Blond über Rot bis hin zu Braun nahezu jedem Typ. Und bei sehr heller Haut finde ich auch Schwarz oder Tizianrot oft besonders schön. Ich bin

> **MEINE LIEBLINGSHAARFARBE**
>
> »Es gibt Abende, an denen ich mich als rothaarige Spielerin sehe – wenn ich aus einer russischen Oper komme – oder mit schwarzem Pagenkopf nach dem Besuch eines Filmes aus den Zwanzigern. Doch bleiben wir bei naturgewolltem Blond, trotzen wir allen Vorurteilen und halten es mit dem Titel eines berühmten Films: *Gentlemen Prefer Blondes*.«
> **Prof. Gabriele Henkel, Kunst-Mäzenin**

immer für Wagnisse. Allerdings muss frau bereit sein, die Typveränderung konsequent durchzuziehen, um stimmig auszusehen.

■ Warum es besser ist, für eine Radikalveränderung zum Profi zu gehen: Er ist geschickter und vor allem geschulter. Vorteile: 1. Er berät Sie, gemeinsam können Sie die ideale Farbnuance herausfinden. 2. Er kann die Farben perfekt mixen, besonders, wenn sie stark von der Naturfarbe abweichen soll, und 3. Er kann Strähnen und Blondtöne so kombinieren, dass es natürlich aussieht. Das bekommt man allein nie hin. Und nur ein Profi kann genau beurteilen, ob Sie Färben, Aufhellen oder Tönen sollten.

■ Welche Techniken die besten Resultate bringen, ist eine Frage, was erreicht werden soll. Nuancenreiche Strähnen bewirken eine natürliche, lebendige Veränderung, Mono-Farbe ergibt einen total neuen Look und bei feinem Haar bringen verschieden helle Strähnen mehr Struktur und Fülle.

■ Ob Färben schädlich ist, kann ich grundsätzlich mit Nein beantworten. Das Haar glänzt danach meistens sogar noch schöner und fällt fülliger. Bei dauerhaften Farben werden die natürlichen Farbpigmente abgebaut bzw. chemisch verändert und neue eingeschleust. Damit das problemlos funktioniert, braucht man Quellmittel, die die Schuppenschicht öffnen und dafür sorgen, dass die neue Farbe hineinschlüpfen kann. Etwas strapaziös fürs Haar, wenn es nicht behutsam gemacht wird. Aber genau an diesem

MEINE LIEBLINGSHAARFARBE

»Blond – sonst nix. Noch blonder als ich von Natur aus bin – das finde ich wirklich am allerschönsten.«

Monika Lerch, Fremdsprachen-Korrespondentin

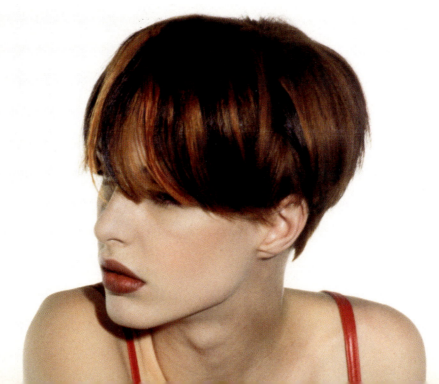

》 Es gab eine Zeit, da habe ich mit Vergnügen alle neuen Haarfarben ausprobiert. Die Techniken hatten sich so verbessert und Färben war verlockend einfach geworden. Ich wechselte mutig von Rot auf Blond, zurück auf Braun und endete bei Mehrfarb-Strähnen. Mein Mann Manfred war oft sichtlich irritiert. Nach einer Verhandlung mit einem großen Haarpflegekonzern fragte sein Gesprächspartner zum Schluss: ›Welche Haarfarbe trägt Ihre Frau eigentlich im Augenblick?‹ Daraufhin Manfred Möller: ›Das kann ich Ihnen nicht sagen, ich habe sie seit dem Frühstück nicht mehr gesehen!‹ 《

Problem arbeiten Chemiker und Profis bereits intensiv seit Jahren und haben inzwischen dank entsprechender Innovationen erreicht, dass die Belastung gen null tendiert. Der Vorgang beim Blondieren funktioniert übrigens ähnlich, nur wird nach dem Abbau der Pigmente keine neue Farbe wiedereingeschleust.

■ Wichtig zu wissen: Ein radikaler Farbwechsel bedeutet auch, sein Haar in Zukunft intensiver zu pflegen. Als Faustregel gilt: 3-mal so intensiv wie normales, unbehandeltes Haar. Nur dann bleibt die Farbe lange leuchtend, intensiv und ist vor UV-Strahlen geschützt. Auch hat es nur dann einen tollen Glanz. Spezialprodukte bringen zusätzlich Feuchtigkeit. Idealerweise enthält gesundes Haar im trockenen Zustand 10 Prozent Feuchtigkeit, dann ist es am widerstandsfähigsten und besitzt maximale Sprungkraft – und die Frisur hält so am besten. Durch Färben oder andere Einflüsse verliert es dieses Reservoir. Mit Spezialpflege kann man das jedoch ziemlich perfekt ausgleichen.

■ Natürlich kann man sein Haar auch selber färben. Dafür bin ich allerdings nicht. Häufig genug habe ich schon bei Färbekatastrophen helfen müssen. Und das ist oft gar nicht so einfach. Die meisten Flughafen-

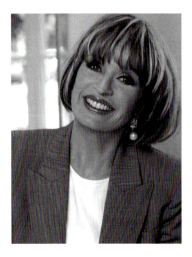

MEINE LIEBLINGSHAARFARBE

»Meine dunklen Haare stehen mir gut, aber ich falle damit nie weiter auf. Darum wäre ich gerne einmal eine glamouröse Blondine, der man hinterherpfeift und die immer den besten Platz im Restaurant bekommt.«
Kerstin Oesterlin, Drehbuchautorin

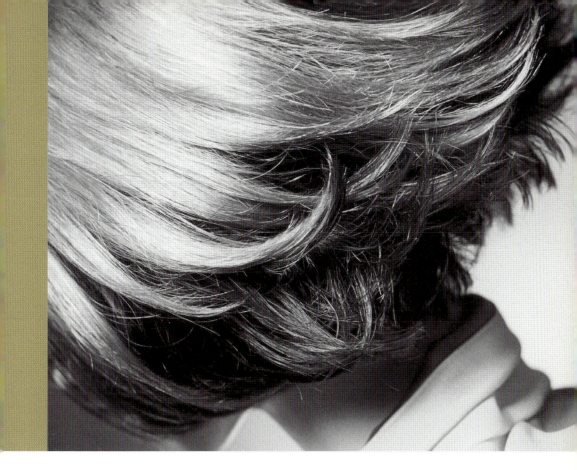

oder Bahnhofsfriseure werden mit solchen Notfällen regelmäßig am Wochenende konfrontiert und können abenteuerliche Geschichten von verzweifelten Frauen und missglückten Farbversuchen erzählen. Sie müssen dann richten, was zu Hause schiefgelaufen ist. Das alles lässt sich vermeiden, wenn man gleich zum Profi geht.

Um den Nachwuchs zu überspielen, reicht oft eine Farbangleichung um Scheitel, Wirbel und Kontur herum, bis insgesamt wieder aufgefrischt werden muss. Die Einwirkzeit nutzen wir im Salon, um das restliche Haar intensiv mit einer Kur zu pflegen.

Gefärbtes Haar braucht ein anderes Shampoo und meistens auch andere Stylingprodukte. Sie sollten gut dosierte Pflegesubstanzen und Glanzgeber enthalten, beides macht die Farbe schöner und strahlender. Es gibt auch spezielle Farbauffrischer, die den Ton etwas intensivieren.

MEINE LIEBLINGSHAARFARBE

»Kupfer mit Strähnen in unterschiedlich blonden Schattierungen. Als Kind hatte ich ein Meerschweinchen mit rötlichem Fell und vielen hellen Härchen. Wir wären heute ein tolles Zwillingspaar!«
Alida Gundlach,
TV-Moderatorin

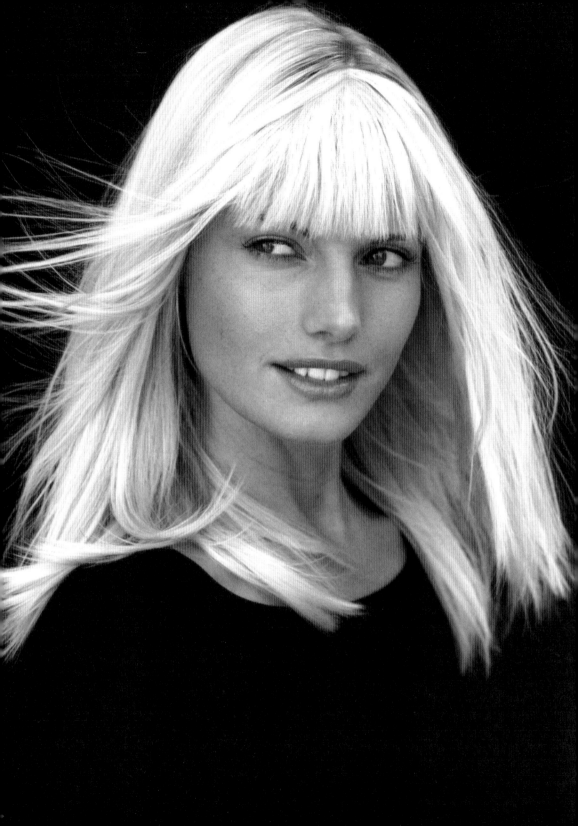

Blond –
trendy wie nie

70 Prozent aller Männer verdrehen zwanghaft die Köpfe, kreuzt eine Blondine ihren Weg

Psychologen erklären das ganz einfach: Blondes Haar weckt Vertrauen, macht jünger und hat etwas Unschuldiges. Und es steht für das Gute. Engel, Fee, Prinzessin – alles blonde Wesen. Blondschöpfe haben es tatsächlich leichter, wirken attraktiver und stehen auf der Sonnenseite des Lebens. Das wird immer wieder in Studien bestätigt. Sie bringen ein wenig Glamour in unseren grauen Alltag, strahlen uns von Plakatwänden entgegen, lächeln uns via Fernsehbild und Kinoleinwand an. Und die Botschaft ist eindeutig: Blond is beautiful. Kein Wunder, dass jede dritte Frau von blonden Haaren träumt. Vielleicht ist es auch die Mischung aus Verführung und Unschuld, die alle verzaubert. Der Mythos um helles Haar beschäftigt die Menschheit seit Jahrtausenden. Und nicht erst, seit Marilyn Monroe als Blondine berühmt wurde. Blond ist die begehrteste aller Haarfarben bei Hollywoodstars, Topmodels – eigentlich bei allen Frauen. Ich habe schon jede andere Farbe getragen, zurückgekommen bin ich immer wieder auf Blond. Im Augenblick trage ich ein sportliches Beachblond. Es ist telegen, fotogen und schmeichelt dem Teint, ist weiblich und steht allen Frauen. Die Nachricht, dass Blondinen demnächst aussterben werden, löste vor einigen Jahren Panik aus. Sie stellte sich zwar als falsch heraus, Fakt ist jedoch, dass immer mehr Kinder mit dunkleren Haaren auf die Welt kommen. War 1970 noch jedes Baby in Deutschland blond, besitzt heute nur etwa jedes vierte helle Härchen. Blond wird also zur kostbaren Rarität, die irgendwann wahrscheinlich tatsächlich verschwindet, aber zum Glück nicht sofort. Das Blond-Gen ist erwiesenermaßen wenig durchsetzungsfähig und wird den Kampf gegen das dominante dunkle Gen auf Dauer verlieren. Vielleicht ist es deshalb so begehrt. Je seltener, desto wertvoller!

MEINE LIEBLINGSHAARFARBE

»Tolle Strähnchen und Lichter im Haupthaar – dafür fliege ich von wo auch immer zu meinem Lieblingssalon.«

Maria von Welser,
TV-Journalistin

Gut zu wissen

■ Aufgehelltes oder blond gesträhntes Haar wirkt optisch voller und ist es – sofern es blondiert wurde – auch. Es bekommt durch den Prozess mehr Griffigkeit und ist daher ideal für feines Haar. Auch fettiges Haar profitiert von diesem Effekt.

■ Blond darf nicht alleine bleiben. Mein Tipp: Die Haarspitzen immer etwas heller als die Ansätze, die Kontur heller als der Hinterkopf, das Deckhaar heller als die unteren Haarschichten und alles belebt durch helle Strähnen. Mein liebstes Blond: Beachblond. Das sind Ultra-light-Strähnen, die wie Sonnenreflexe im Haar tanzen.

MEINE LIEBLINGSHAARFARBE

»Ich als Nordlicht wäre am liebsten nicht nur mausblond, sondern schweden-blond – so hell wie möglich!«
**Christine Albrecht,
Art-Directorin dieses Buches**

Das optimale Blond für jeden Typ

Heller Teint: Warmes Goldblond
Gelblicher Teint: Goldblond Ton-in-Ton
Frischer, rosiger Teint: Aschblond mit helleren Strähnen
Rötlicher Teint mit Couperose: Aschblond mit dickeren Kontursträhnen
Sommersprossen: Goldene und bernsteinfarbene Töne
Heller Teint, helle Haut: Helles Blond (aber auch Schwarz oder Tizianrot)
Dunkler, olivfarbener Teint: Strähnchenblond oder Teddy-Spitzen

■ Besonders schön finde ich helle Konturen, sie machen das Gesicht frischer, lebendiger und jünger. Unsere Technik ist speziell. Die Haare werden dabei um das Gesicht herum vom Ansatz zur Spitze stark toupiert, bis sie wie ein Kranz hochstehen und die Blondierung dann von beiden Seiten aufgetragen werden kann. Das ergibt später den besonders interessanten Effekt.

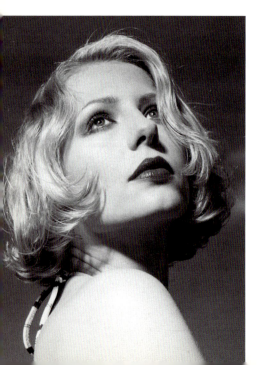

Noch ein paar Gründe, warum ich Blond beautiful finde:

✳ weil Blondinen nie übersehen werden
✳ weil Blondinen immer für eine Überraschung gut sind
✳ weil Blondinen hemmungslos Nutzen daraus ziehen, dass man sie unterschätzt
✳ weil Blondinen auf Erfolg programmiert sind
✳ weil Blondinen demnächst unter Artenschutz gestellt werden

Blond werden – kein Problem

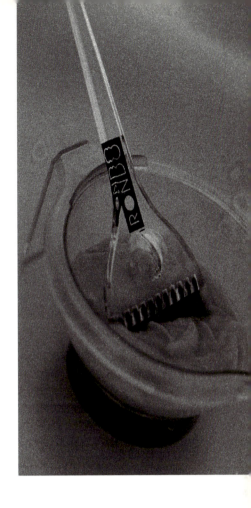

Alles ist möglich – je gesünder das Haar, desto mutiger können Sie sein!

■ Ängstlichen Frauen empfehle ich für den Anfang einen sanften Blondton oder nur blonde Strähnen, dann ist die Veränderung nicht so krass. Später kann man dann auf mutigeres Blond umsteigen.

■ Wer dunkel ist und blond werden möchte, sollte sich für den soften Weg entscheiden und langsam über Bernstein und Teeblond Schritt für Schritt heller werden.

■ Bei halblangem oder langem Haar hellen wir in verschiedenen Phasen auf, um das Haar optimal zu schonen. Die Coloration wird 1-2 cm vom Ansatz aufgetragen und erst ganz zum Schluss, wenn die Aufhellung bereits stattgefunden hat, bearbeiten wir unter Beobachtung die Längen.

■ Mein Favorit sind Kammsträhnen und helle Spitzen, schachbrettartig aufgetragen. Funktioniert bei langen und kurzen Haaren. Es sieht durch die weichen Übergänge sehr natürlich aus und man muss nicht so schnell nacharbeiten, denn der Ansatz fällt kaum auf.

MEINE LIEBLINGSHAARFARBE

»Ich wäre immer schon gerne blond gewesen. Als Kind habe ich meine Haare heimlich ganz oft und mit viel Shampoo gewaschen, weil ich hoffte, dass sie dadurch endlich heller würden. Inzwischen habe ich mich mit meinen schwarzen Haaren angefreundet.«

Constanze Bandowski, Journalistin

Pflege danach

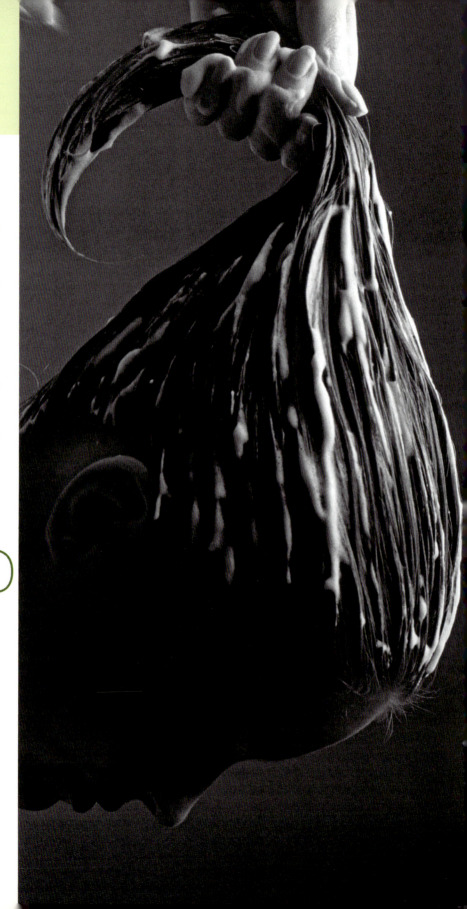

Hair Care der Extraklasse

■ Frisch aufgehelltes Haar braucht anfangs nach jeder Haarwäsche eine Extraportion Pflege. Am besten eine Intensivkur. Häufigwäscher nehmen besser eine Schnellkur und nur 1- bis 2-mal pro Woche eine Intensivkur.

■ Je gesünder die Kopfhaut, desto schöner die Haare. Sind die Haarwurzeln ausreichend mit Nährstoffen versorgt, glänzt das Haar und kann sich regenerieren. Eine Kopfhautkur ist daher nicht nur wohltuend, sie durchblutet, regt das Wachstum an und hilft, Pflegestoffe besser aufzunehmen.

■ Mit einer Sofortpflege lassen sich die Haare leichter durchkämmen. Um sie allerdings zu schützen und gleichzeitig mit Aufbaustoffen zu versorgen, braucht es mehr als eine Oberflächenbehandlung. Effektiver und genauso praktisch ist eine Feuchtigkeitslotion oder eine Haarmaske. Sie machen das einzelne Haar elastischer und dadurch stabiler, pflegen intensiver und bieten gleichzeitig den besseren Schutz.

■ Wirksam bei längerem Haar mit porösen Spitzen: Eine Kur, die vor dem Waschen in die Haarenden einmassiert wird.

■ Lassen Sie ab und zu Ihre Intensiv- oder Spezialkur oder Maske über Nacht einwirken, das hat den größten Pflege-Effekt und Sie schlafen mit einem guten Gewissen. Das Haar hat anschließend wieder mehr Stabilität, Glanz und es fühlt sich besser an.

» Kreativität kann man nicht ein- und ausschalten. Oft genügt ein Kleid, eine Farbe und ich habe die Idee für ein neues Produkt, eine neue Frisur oder einen Trend. Als meine Tochter Miriam noch ganz klein war, sah ich sie mit ihrem Teddy auf dem Sofa. Er hatte aschig-mattes struppiges Fell mit hellen Spitzen. Plötzlich wusste ich: Das wird mein Schnitt- und Farb-Trend für diese Saison – ich war besessen von der Idee. Noch am gleichen Tag schnitt und färbte ich mein eigenes Haar genau so. Kundinnen und Presse überschlugen sich vor Begeisterung. Alle sprachen vom Teddy-Look und alle wollten ihn haben. Wir legten Sonderschichten ein, um das zu schaffen. «

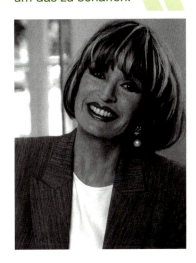

Was ich immer wieder gefragt werde ...

Kann ich mit dunkel gefärbtem Haar auch blond werden?
Technisch ist das möglich, allerdings würde ich davon unbedingt abraten. Es greift die Haare zu stark an. Besser ist, den Wunsch langsam zu verwirklichen: Beginnen Sie mit helleren Strähnen, die Sie bei jedem Mal etwas heller werden lassen. Irgendwann ist der dunkle Ton rausgewachsen, Sie können die Strähnchen vergessen und Ihre Wunschfarbe machen lassen. Das macht den radikalen Wechsel sanfter und in jedem Fall schonender.

Meine Farbe ist im Urlaub ganz stumpf geworden, was nun?
Obwohl Chemiker aller großen Haarkosmetikfirmen inzwischen Farben entwickelt haben, die diesen Effekt ausschalten sollen, passiert es dennoch. Ich finde die ausgeblichenen Farben oft sehr schön, sie schmeicheln der Haut. Abhilfe schafft der Profi mit einer Tönung. Er sorgt dafür, dass es kein ungleiches Farbengemisch wird.

Kann man eine Coloration verändern?
Selber nicht. Die Pigmente sind nach einer Coloration fest im Haar eingeschlossen, sie müssen leider langsam rauswachsen. Der Farbton lässt sich evtl. mit Strähnen etwas aufhellen oder mit einer Tönung korrigieren. Relativ neu sind Produkte, die durch ihre spezielle Zusammensetzung ein bis zwei Nuancen aufhellen können, manchmal genügt das bereits. Entspricht die Farbe allerdings überhaupt nicht der Vorstellung, muss man sie rausziehen. Davon würde ich immer abraten, weil das strapaziös fürs Haar ist.

Geht das – von gefärbtem Haar auf Naturgrau?
Ja, aber bitte nicht selbst herum experimentieren. Der Profi macht das sanft und Step-by-Step. Aber Sie müssen Geduld haben. Da es verschiedene Grautöne gibt, sind auch die Methoden unterschiedlich. Die beste Idee: Abschneiden, so kurz es geht! Dann ist schon mal ein Teil der gefärbten Haare weg. Den Ansatz kann man

evtl. mit Strähnchen in der bisherigen Farbe ein wenig korrigieren. Extratipp: Bei dunklem Grau können Sie um den Scheitel und die Kontur herum bis zum nächsten Friseurbesuch auch selbst ein wenig mit Wimperntusche mogeln.

Was ist der Unterschied zwischen Kamm- und Foliensträhnen?

Kammsträhnen sind die Königsdisziplin. Wir arbeiten seit den 70ern damit. Foliensträhnen waren damals bereits aktuell und kamen aus USA und Frankreich. Die Technik der Kammsträhnen wird nur von wenigen Salons in Deutschland angeboten. Sie ist schwierig und funktioniert nur, wenn man sie perfekt beherrscht und das können nur wenige. Der Vorteil: Der dicke Blondierbrei kann nicht verlaufen und es gibt keine Ansatz-Probleme. Die Farbverläufe sind sanfter, die Übergänge weicher und das Ergebnis ist wie gewachsen. Sie sind mein absoluter Favorit. Bei Foliensträhnen wird Partie für Partie mit der Coloration oder Blondierung bestrichen und in Folie gewickelt. Praktisch, wenn mehrere Farben aufgetragen werden sollen und auch notwendig bei dunkleren Grundtönen, aber man sieht immer einen winzigen Ansatz.

Was passiert bei einer Blondierung?

Sie funktioniert ähnlich wie die Coloration, nur ohne Zugabe einer neuen Farbe. Man baut die natürlichen Pigmente im Haar ab und je nach Einwirkzeit und Konzentration wird das Haar dadurch um Nuancen heller.

Mein blondiertes Haar hat einen Gelbstich. Was kann ich tun?

Fragen Sie Ihren Friseur, was er genau empfiehlt, experimentieren Sie besser nicht allein herum. Von Schaumtönungen ist eher abzuraten, da sie sich zuerst dort absetzen, wo das Haar porös ist, d.h. in den Spitzen. Wenn überhaupt, benutzen Sie einen Silberschaum und zwar nur am gelblichen Ansatz.

Mir gefallen meine unterschiedlich gefärbten Strähnen nicht mehr, wie werde ich sie wieder los?

Am besten lassen Sie sich neue Strähnen in Ihrer Naturfarbe machen, möglichst in sanft abgestimmten Nuancen. Dann ist der Unterschied nicht so stark und Sie können die dunkelsten in Ruhe rauswachsen lassen. Zwischendurch hilft auch eine Tönung, mit der Ihr Friseur die Farben etwas abmildern kann.

Nach dem Urlaub ist mein blondiertes Haar leicht grün. Was nun?

Mit Sicherheit war der Pool, in dem Sie geschwommen sind, stark gechlort. Auch in Kombination mit Salzwasser und Sonne kann das passieren. Versuchen Sie Folgendes: 2 Aspirin-Tabletten in Wasser auflösen, das Haar damit übergießen und trocknen lassen. Nicht nachspülen. Vielleicht am nächsten Tag noch einmal wiederholen.

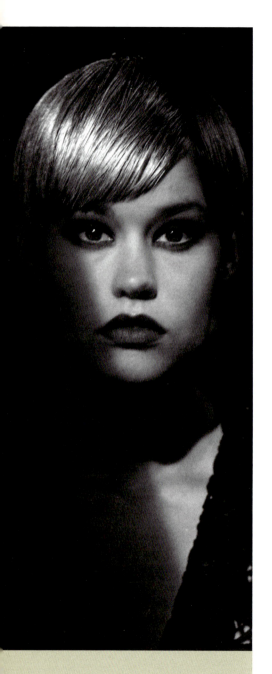

Graues Haar

Um ehrlich zu sein, finde ich, dass die meisten Frauen mit grauem Haar um Jahre älter wirken. Nur eine von hundert sieht damit wirklich attraktiv aus und trägt es mit Selbstbewusstsein. Wer sich für Grau entscheidet, braucht einen klasse und typgerechten Schnitt. Lang und grau ist selten vorteilhaft. Schön sind Bobs und halblange oder kürzere Stufenschnitte. Aber auch Figur, Stil und Proportionen des Gesichts spielen eine große Rolle, um eine optimale Lösung zu finden.

Interessant ist, dass Frauen sehr unterschiedlich ergrauen. Einige ganz langsam, andere nur ein wenig über der Stirn oder in dicken Strähnen an den Seiten – andere ziemlich plötzlich und intensiv. Darum sind natürlich meine Tipps auch nicht für alle geeignet.

1. Die ersten grauen Haare lassen sich gut im Naturton einfärben. Das sieht fast immer lebendig und sehr natürlich aus. Je mehr es werden, desto geschickter muss man mit den Farben umgehen.

2. Wenn man blond bleiben möchte, sieht gänzlich graues bis weißes Haar am schönsten in verschiedenen, mindestens zwei unterschiedlichen Blondtönen aus. Das ergibt ein sehr natürliches Farbspiel – ich nenne es Schwedenblond. Naturbraunes Haar mit grauen Strähnen sollte heller getönt werden oder helle Strähnen in Brauntönen bekommen. Ich empfehle dann meistens Carameltöne in den Längen und Spitzen und am Nachwuchs. Das wirkt weicher und macht einen schöneren Teint. Zur dunklen Naturfarbe würde ich niemals raten. Es macht fast immer härter und älter. Nur Schneewittchen-Typen können sich das erlauben.

3. Da graues Haar fast immer dichter und voller ist, wirkt es mit einem perfekten Haarschnitt meist richtig gut. Ich lasse das Deckhaar gerne länger, dann kann das Licht besser reflektiert werden und die Frisur wirkt lebendiger. Das Haar schimmert dann wie Perlmutt. Wichtig bei grauem Haar finde ich auch ein perfektes Make-up. Mund und Augen sollten immer betont werden, das gibt mehr Ausdruck und Frische. Auch schön zu grauem Haar: wippende Perlohrringe.

4. Sollten Sie zu den wenigen Frauen gehören, denen graues Haar hervorragend steht, achten Sie drauf, dass es niemals einen hässlichen Gelbstich bekommt. Ist es jedoch passiert, sprechen Sie mit ihrem Friseur, es gibt Produkte, mit denen man das geschickt wegmogeln kann.

5. Graues Haar ist meistens trockener. Darum empfehle ich auf jeden Fall ein pflegeintensives Shampoo. Egal, ob Sie das Haar gefärbt haben oder Natur tragen.

6. Sehr schön für ergraute Braunhaarige ist ein Rotton, er schmeichelt der Haut und sieht mit verschieden hellen und dunklen roten bzw. braunen Strähnen interessant aus, besonders bei heller Haut.

7. Auch die Haare selbst sehen »jünger« aus, wenn sie strahlen, glänzen und schön fallen. Es gibt hierfür viele Pflegeprodukte. Achten Sie drauf, dass sie das Haar nicht zu weich machen. Darum nie direkt auf den Ansatz geben. sondern eher in die Längen.

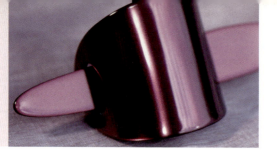

Spangen & Co.

Halt mich fest!

Spangen, Reifen & Co. sind der heißeste Tipp unter Trendsettern. Was lange out war, begeistert jetzt auf den internationalen Laufstegen. Je üppiger, desto schöner. Egal, ob Hochsteckfrisur oder Pferdeschwanz, mit den neuen Accessoires bekommen Frisuren sofort einen trendigen Touch.

Die neuen Haar-Accessoires sind nicht nur ein heißer Tipp, sie sind oft Retter, wenn das Haar nicht sitzt oder schnell gestylt werden muss. Jeder Pferdeschwanz mit Strassschmuck, Schleife oder Zierspange geht lässig als Abendfrisur durch. Etwas Glanz und Glitzer sorgt sofort für den Glamour-Effekt. Nicht umsonst sind Stars und Sternchen begeistert von diesem Look. Und jede Spange und jeder Haarreif macht mit wenig Aufwand aus einer Nichtfrisur schnell eine wertige Frisur.

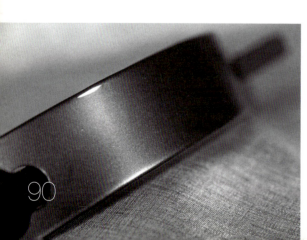

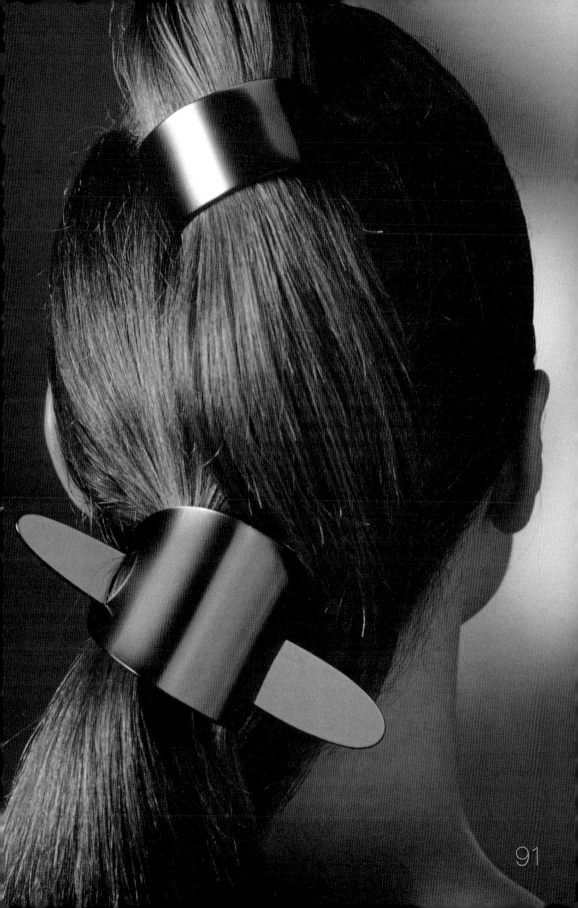

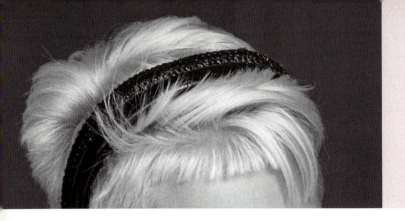

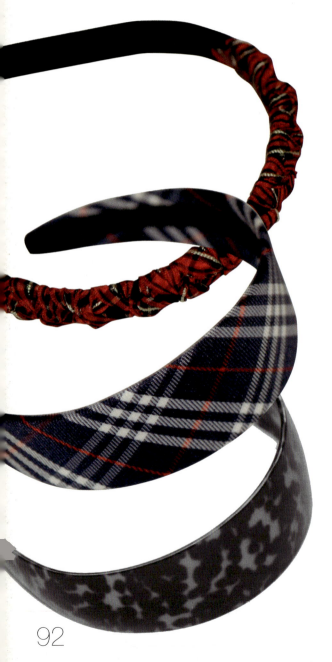

Neue Reifen für alle

In den Neunzigern waren Reifen der beliebteste Haarschmuck überhaupt. Dann galten sie jahrelang als ziemlich spießig. Mittlerweile sind es zeitlose Klassiker. Schön finde ich die vielen neuen Motive und Materialien. Man kann jetzt noch besser kombinieren. Ein schlichter Trenchcoat plus Karoreif, Jeans und T-Shirt mit Blumenreif oder – mein absoluter Favorit – Blondinen mit edlem Hornreif im lässigen Country-Look. Einfach klasse. Achten Sie darauf, dass der Reif auf der Innenseite Zähnchen hat, dann verrutscht er nicht so leicht.

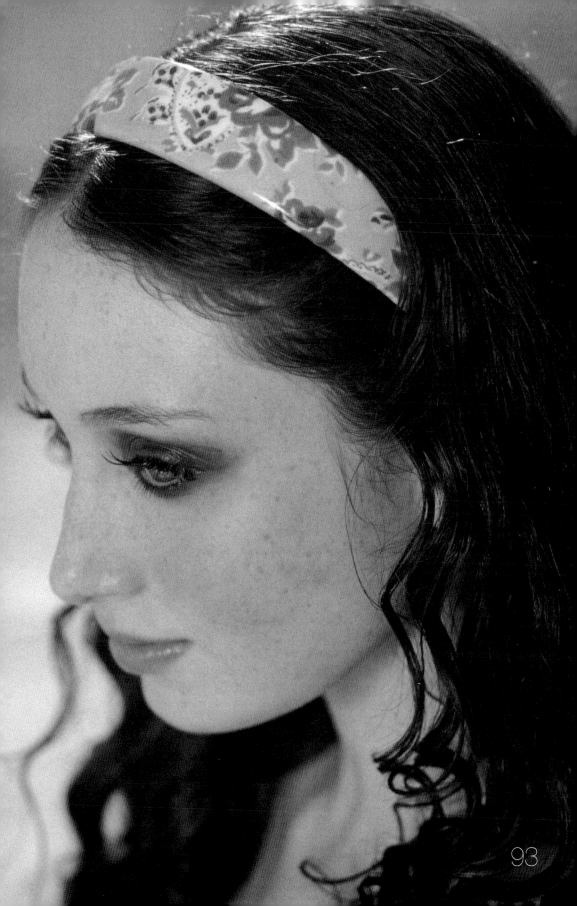

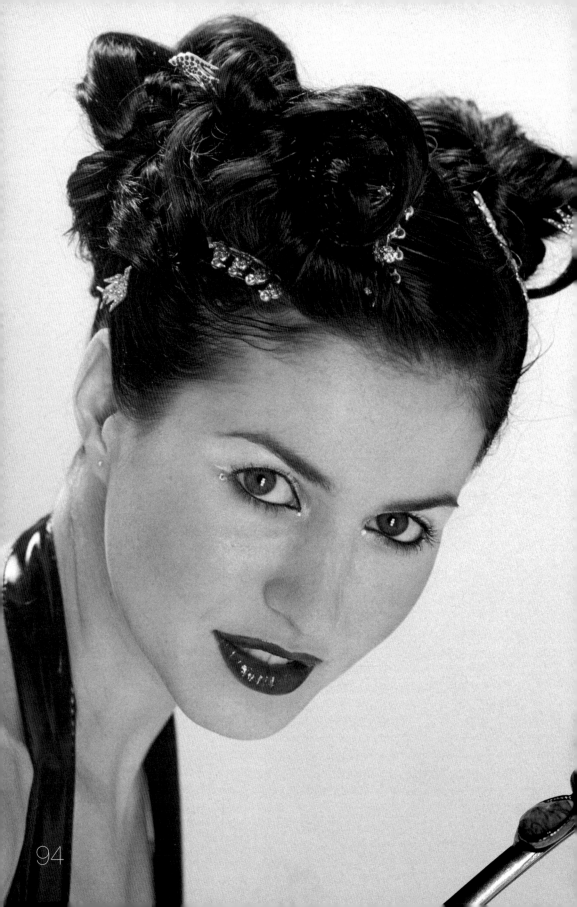

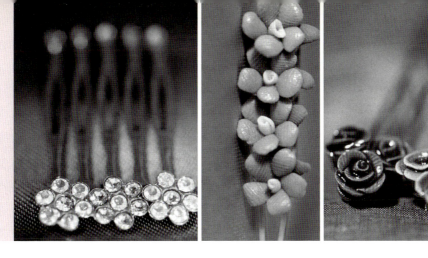

Kopfsache

Sich Glitzerndes und Funkelndes ins Haar zu stecken ist nicht neu. Im alten Ägypten war es ein Zeichen von Reichtum, sich Goldfäden ins Haar oder in die Perücken zu flechten. Inzwischen ist Haarschmuck in erster Linie modisches Accessoire. Mal in, mal out. Im Augenblick darf es wieder so richtig dick glitzern und glänzen. Je mehr, desto besser. Profitieren Sie davon. Gerade Hochsteckfrisuren vertragen mehrere Spangen oder Reifen nebeneinander und sehen damit nicht nur extravagant und aufwendig aus, sie geben auch Halt.

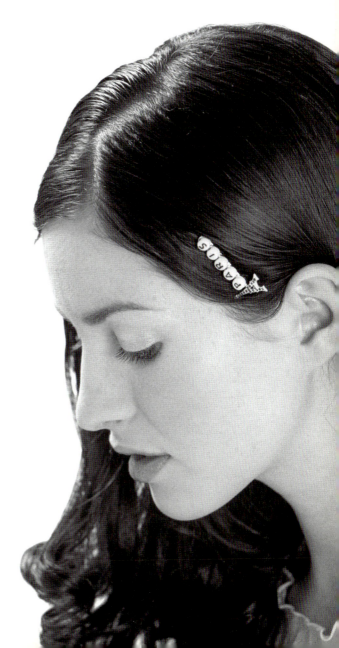

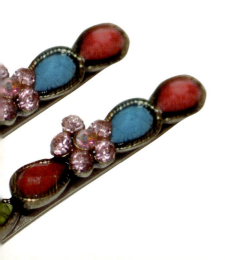

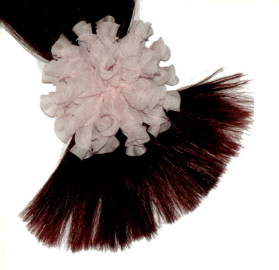

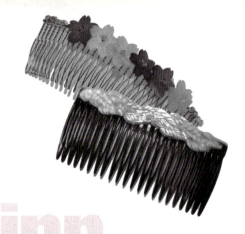

Gute Verbindung

Kämme sind einfach die schnelle Lösung, wenn Haare nerven – eine widerspenstige Strähne in Schach gehalten werden muss, ein Pony zu lang geworden ist oder die Frisur einfach nicht sitzen will. Es gibt sie schlicht und aufwendig verziert und für alle Gelegenheiten. Praktisch finde ich die Kämme, die eingesteckt wie Reifen aussehen und im Haar besonders gut halten. Man schiebt sie von vorn nach hinten und kann auch gleich mehrere nebeneinander tragen.

Tipp

Besonders in glattem oder dickem Haar rutschen Kämme und Reifen leicht heraus. Das hilft: Ruckeln Sie beim Einstecken ein wenig hin und her, dann bauschen sich die Haare etwas und die Zähne können besser greifen. Spangen rutschen normalerweise nicht so schnell. Passiert es doch, stecken Sie eine Haarklammer über den Verschluss. Alle anderen Accessoires brauchen einen guten Untergrund. Entweder eine Haarnadel senkrecht aufs Haar aufsetzen, drehen und dann verankern, oder eine Strähne vorher gut toupieren.

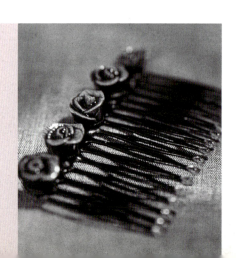

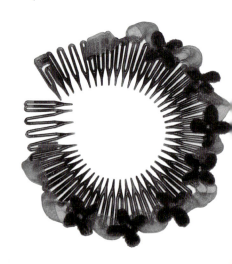

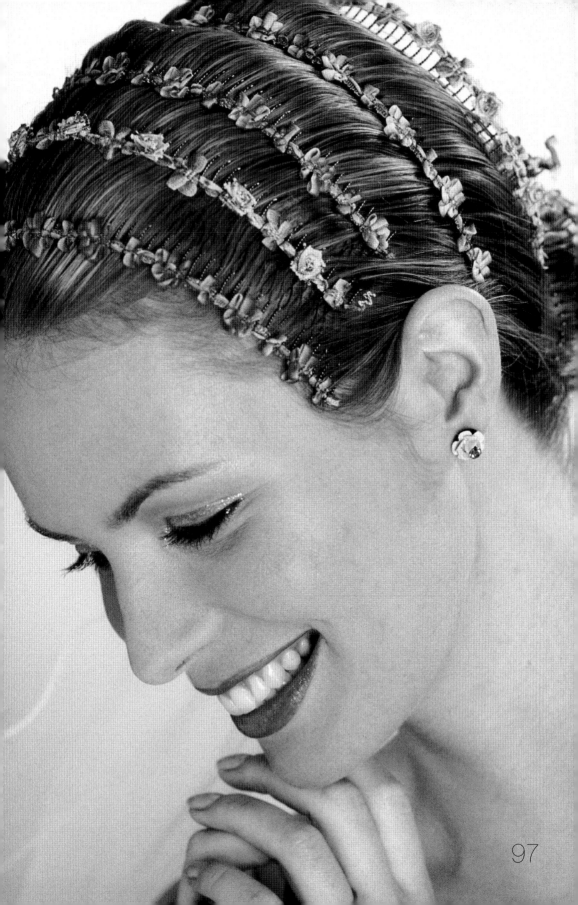

Good Vibrations

Kopfhautpflege

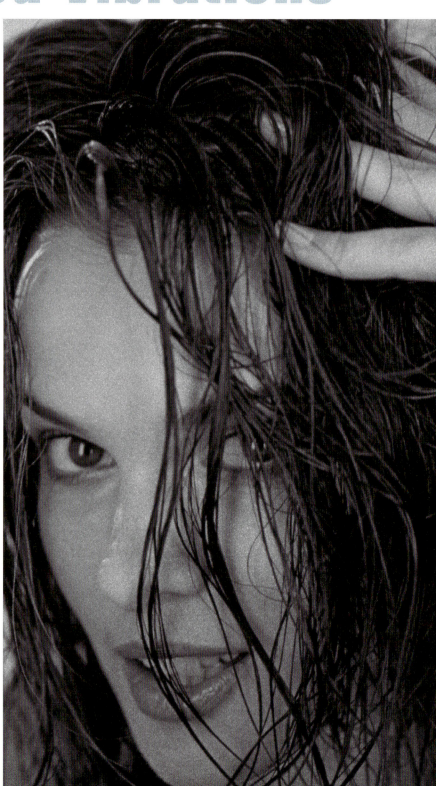

Natürlich wird Ihr Haar in jedem Salon perfekt gewaschen. Aber in einigen bekommen Sie dabei Gänsehaut. Spätestens dann wissen Sie, wie gut eine Kopfmassage für die Seele ist. Frauen gehen nicht einfach nur so zum Friseur, sie wollen sich etwas Gutes tun, sich entspannen. Darum zelebrieren wir das Haarewaschen, verbinden das Angenehme mit dem Nützlichen. Und zwischendurch massieren Sie einfach mal selbst.

Kopfmassagen gehören zu den ältesten Heilverfahren der Welt. Noch immer lindert man damit erfolgreich Verspannungen, Blockaden und Kopfschmerzen. Inzwischen wird auch massiert, um das Wohlbefinden zu steigern und für seelische Balance und Vitalität zu sorgen. Das Kneten, Drücken und Streichen der Kopfhaut durchblutet, regt den Lymphfluss an und versorgt die Haarwurzeln besser mit Nährstoffen. Die Haare können kräftiger und gesünder nachwachsen. Besonders effektiv ist die Massage in Verbindung mit einer pflanzenhaltigen Kur. Rosmarin, Salbei und Arnika wirken angenehm, beruhigen und pflegen. Sie sind ideal bei gestresster, irritierter Kopfhaut. Auch Panthenol und Biotin sind wohltuende Wirkstoffe. Die meisten Kuren eignen sich für nasses und trockenes Haar. Idealerweise sollte man sie zwei- bis dreimal wöchentlich über vier Wochen lang benutzen. Noch effektiver ist die Wirkung, wenn Sie die Kopfhaut vorher mit einer Bürste massieren. Durch die Wärme öffnen sich die Poren und die Pflegestoffe dringen besser ein.

Und so wird massiert: Setzen Sie Ihre Finger leicht gebeugt auf die Kopfhaut, sodass Sie einen relativ starken Druck ausüben können. Kreisen Sie nun mit den Fingerkuppen und schieben Sie dabei die Haut leicht hin und her. Beginnen Sie in der Mitte des Kopfes und arbeiten Sie sich Stück für Stück in Richtung Hinterkopf vor. Dann vom Nacken zum Oberkopf, von den Schläfen zum Stirnansatz und vom höchsten Punkt des Kopfes zurück zu den Schläfen. Stützen Sie Ihre Ellenbogen auf einen Tisch und legen Sie den Kopf in die ausgebreiteten Hände, dann geht es einfacher. Wechseln Sie zwischen großen und kleinen Kreisen und »harken« Sie das Haar immer mal wieder mit den Fingern von vorne nach hinten durch. Probieren Sie auch eine Ohrmassage. Sie ist besonders entspannend. Kneten Sie mit Mittel- und Zeigefinger den Rand der Ohrmuschel durch, einmal hoch und zurück. Das Ohrläppchen etwas länger bearbeiten, bis es rosig aussieht. Ein guter Tipp für stressige Tage, um mal schnell einen Gang runterzuschalten.

Adieu Bad Hair Days
Kleines SOS-Programm

Das kennt jeder: Man ist in Eile, eine Haarwäsche nicht drin und der Friseurbesuch schon gar nicht. Der Ansatz ist zu sehen, die Haare sitzen überhaupt nicht und ein paar Strähnen sind auch viel zu lang. Hier mein SOS-Programm für solche Notfälle.

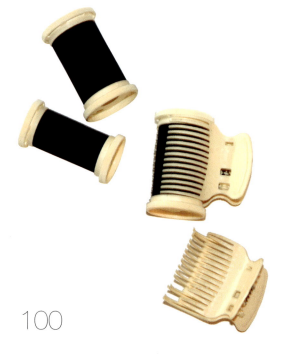

Kein Volumen

Kurzes oder mittellanges Haar kräftig kreuz und quer durchbürsten, dann richten sich die Haare wieder schön auf. Oder: Ansatz toupieren, mit Haarspray fixieren und kurz antrocknen lassen. Anschließend nur in Form zupfen. Ideal, um langes Haar aufzufrischen: Heißwickler, die man für ein paar Minuten ins Haar rollt und gut auskühlen lässt.

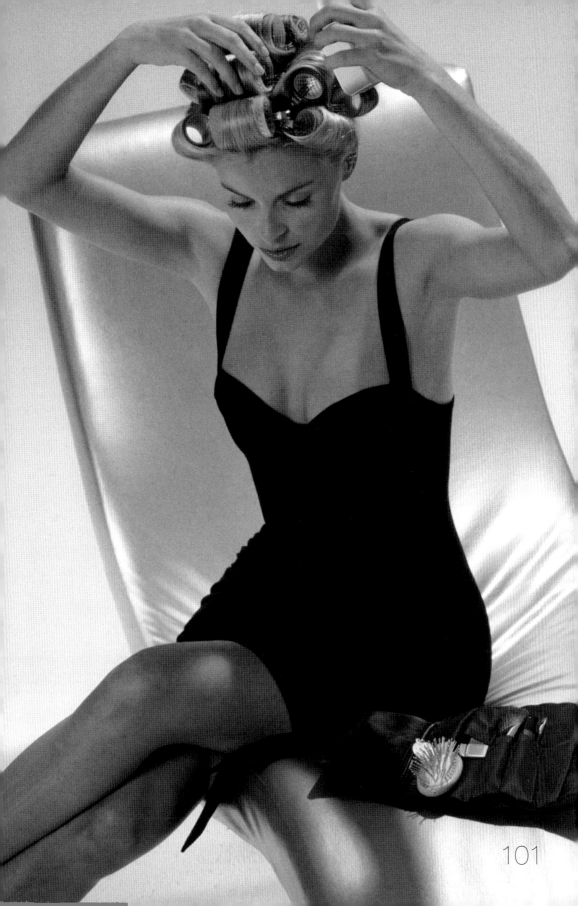

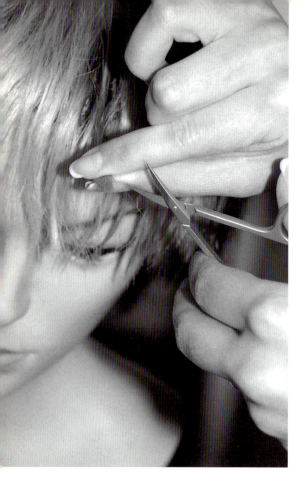

Locken machen schlapp

Haarpflege oder ein Spezialprodukt in den Händen verteilen und die Locken damit von den Spitzen in Richtung Ansatz aufkneten. Noch besser: Während des Knetens die Haare kurz annföhnen. Weichere Locken kann man auch für ein paar Minuten auf Klettwickler drehen und ebenfalls kurz anföhnen. Wichtig: Haare immer gut auskühlen lassen, sonst halten sie die Form nicht. Wenn Sie Sprühlotion oder ein Lockenfluid im Haus haben, Haare vor dem Föhnen damit anfeuchten, das gibt noch mehr Sprungkraft. Manchmal helfen auch Heißwickler, die man nur an den Seiten kurz einrollt. Dann fallen die Konturen wieder lockiger.

Pony zu lang

Kämmen Sie die Haare einfach mit Gel zur Seite oder stramm nach hinten, evtl. mit einer Spange oder einem Reif halten. Noch eine Möglichkeit: Sie kürzen die Spitzen ganz vorsichtig selbst – nur wenig anschneiden, korrigieren können Sie später immer noch.

Ansatz ist zu sehen

Am schnellsten hilft Gel. Einkämmen und antrocknen lassen. Sorgfältig schminken oder Ohrringe rein, beides lenkt ab. Bei dunklerem Haar kann man den Ansatz auch mit Wellen und Locken kaschieren. Bei kurzem Haar am besten einen Zickzack-Scheitel ziehen und dann gut mit Haarspray fixieren.

Nackenhaare verschwitzt

Ein Problem bei Kurzhaarfrisuren. Am besten wäscht man dann nur die Nackenpartie einmal durch. Danach kurz kreuz und quer mit dem Föhn trocken pusten, das dauert nur Minuten und der Effekt ist groß. Vorher kann man noch die restlichen Haare auf Klett- oder Heißwickler rollen, damit sie sich auch aufplustern. In 10 Minuten wirkt dann die ganze Frisur wieder wie frisch gewaschen.

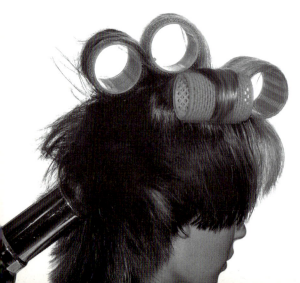

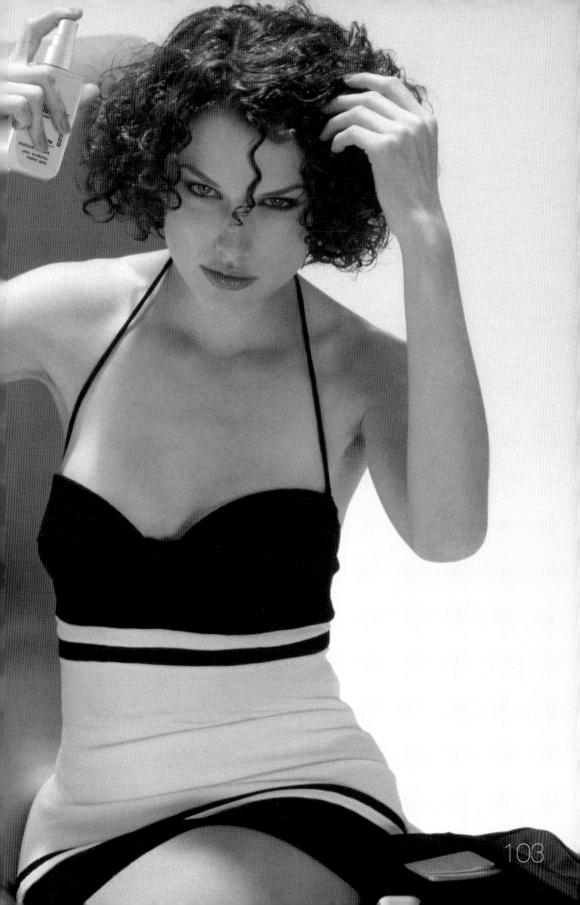

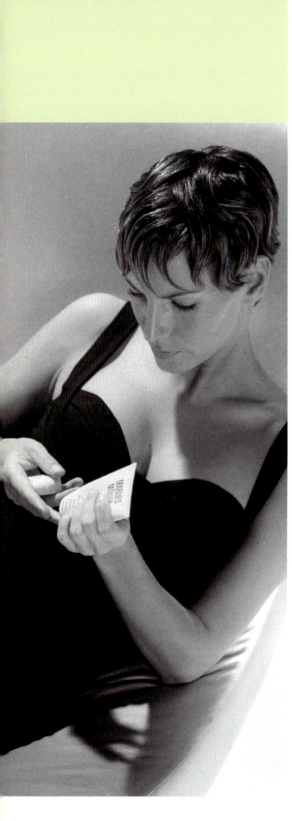

Frisur gleich null

Das schnellste Nachstylen geht mit Klettwicklern. Haare anfeuchten – Feuchtigkeitsspray oder notfalls Haarspray nehmen – aufdrehen, einmal drüberföhnen. Einen Moment warten und dann die Haare locker mit den Händen frisieren. Große Wickler geben Schwung und Volumen, kleinere Wickler Wellen und Locken. Gel oder Glanzcreme macht alles moderner und lässiger. Und wenn gar nichts mehr geht: Mit Wet-Look improvisieren und sorgfältig schminken.

Wirbel macht Ärger

Strähnen rund um den Wirbel mit Sprühlotion, Haarspray oder notfalls etwas Wasser anfeuchten, auf mittelgroße Klettwickler rollen und kurz anföhnen. 5-10 Minuten warten und die Wickler dann wieder rausnehmen. Haare am Ansatz etwas toupieren, ansprayen und das Deckhaar danach ganz vorsichtig glatt darüberkämmen.

Störende Welle

Tanzt eine Strähne im glatten Haar aus der Reihe, hilft nur das Glätteisen. Einfach die Partie durch das vorgeheizte Eisen ziehen. Sie ist dann sofort wieder glatt. Haben Sie kein Eisen im Haus, die Strähne mit Schaum oder Feuchtigkeitslotion anfeuchten, mit den Fingern stramm und glatt ziehen und an der Luft trocknen lassen. Danach gar nicht oder nur vorsichtig auskämmen.

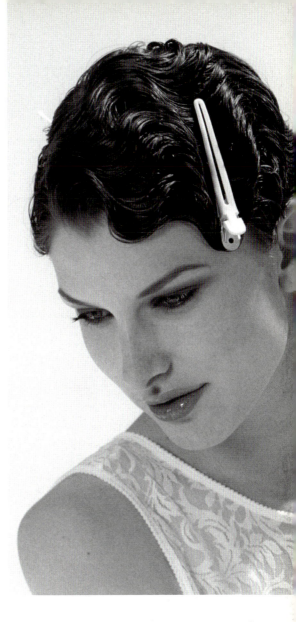

Haare sind fettig

Dann ist Trockenshampoo die schnellste Lösung. Aufsprühen, ausbürsten, fertig. Auch eine Möglichkeit: Haare kräftig kreuz und quer föhnen, abkühlen lassen und in Form schütteln.

Haare fliegen

Etwas Haarspray, Feuchtigkeitsspray oder Sprühpflege in den Händen verteilen und damit vorsichtig über den Kopf streichen. Meistens beruhigt sich das Haar dann schon nach wenigen Minuten. Geht auch, wenn Sie nichts im Haus haben: Hände kräftig aneinander reiben, aufs Haar legen und leicht andrücken, dabei kurz verharren.

Oberkopf zu flach

Einen Versuch wert: Den Scheitel einfach ein wenig mehr nach rechts oder links verlegen. Das gibt dem Haar sofort mehr Stand und Volumen. Auch Durchtoupieren bringt etwas.

Nach dem Sport

Verbinden Sie Pflege und Styling. Etwas Feuchtigkeitspflege oder ein Repairprodukt nach dem Duschen im Haar verteilen und stramm in eine Wet-Look-Frisur kämmen oder als Pferdeschwanz zusammennehmen. Praktisch sind auch kleine Wellen oder gedrehte Knoten, die man mit Spangen hält und aufwertet. Ein guter Trick, um die »Nichtfrisur« zu kaschieren.

Keine Wickler zur Hand

Kein Problem, drehen Sie sich welche aus Stanniol. Kleine Stücke rollen und wie Papilloten benutzen. Enden umbiegen, damit sie nicht rausrutschen. Im Notfall geht es auch mit Kleenex-Tüchern, die man nach dem Eindrehen leicht verknotet.

Tönung zu dunkel

Keine Panik. Ist das Haar zu dunkel oder zu knallig ausgefallen, hilft mehrmaliges Waschen mit einem Anti-Schuppen-Shampoo. Ruhig vier- bis fünfmal hintereinander benutzen.

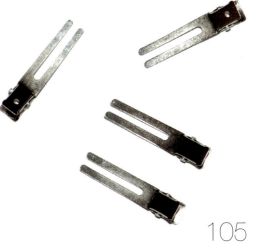

Dauerwelle

Locken à la carte

Das Wort Dauerwelle mag ich überhaupt nicht. Ich spreche lieber von Umformung. Das trifft es auch besser. Denn auf Dauer lassen sich Haare natürlich nicht wellen. Außerdem erinnert mich das Wort an diese schreckliche Krisselkrause der Siebziger, die alle modischen Frauen damals trugen – ich auch!

Genau vor 100 Jahren erfand Karl-Ludwig Nessler in einem kleinen Ort am Fuße des Feldbergs die Dauerwelle. Eine Revolution, mit der er die gesamte Modewelt veränderte und zum Liebling aller Frauen wurde. Und das, obwohl es eine Tortur war, sich die Locken legen zu lassen. Es dauerte nicht nur ewig, es war auch mit einer hohen Unfallgefahr verbunden. Es kam zu Verletzungen der Kopfhaut, abgebrochenen Haaren und vielen verunglückten Lockenfrisuren. Auch ließen sich die ersten 4 cm am Kopf überhaupt nicht wellen, was erschwerend hinzu kam.

Heutige Dauerwellen haben zum Glück damit nichts mehr zu tun. Aber es gibt immer noch Schreckensvorstellungen, die ich gern aus der Welt schaffen möchte. Denn noch nie waren Dauerwellen so sanft, so perfekt und so individuell. Das Geheimnis liegt nicht nur in der richtigen Wahl des Wellproduktes und der Anwendung, es liegt auch im ersten persönlichen Gespräch und am richtigen Haarschnitt vor der Dauerwelle. Dinge, die mir sehr am Herzen liegen und darum nehmen wir uns dafür auch viel Zeit.

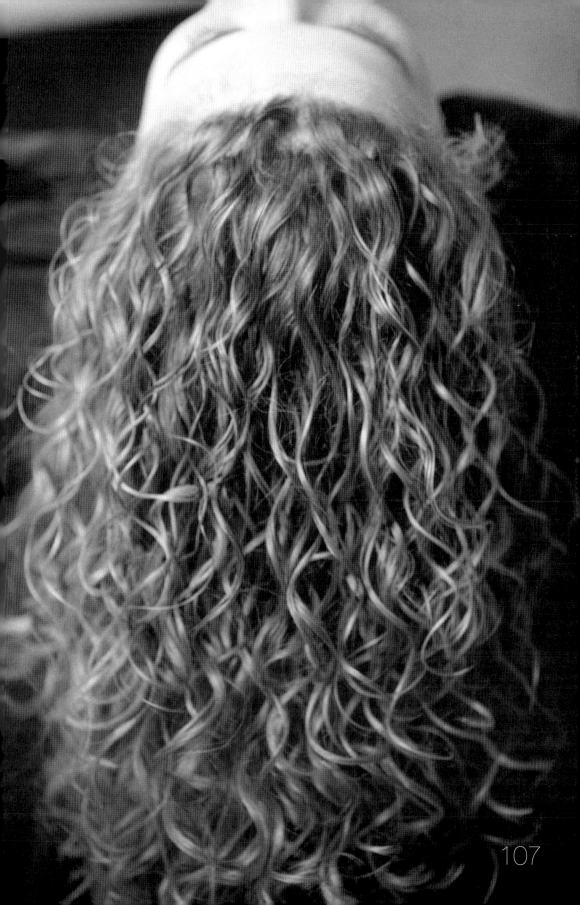

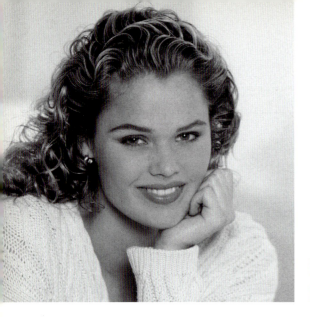

Dauerwelle
andere Wickler – andere Locke

Alles ist möglich: Fülle und Sprungkraft am Ansatz, weiche Wellen, große oder kleine Locken. Informationen, die entscheidend für die Umwandlungsmethode sind. Auch die Entscheidung, welche Frisur oder Locke entstehen soll, ob das Styling unkompliziert sein muss oder die Bereitschaft da ist, morgens etwas Zeit zu investieren, muss Ihr Friseur wissen. Ein Foto mit Ihrer Wunschlocke ist hilfreich, bringen Sie es ruhig mit. Ob sie sich realisieren lässt, weiß Ihr Friseur.

Gründliche Vorbereitung ermöglicht eine kluge Lösung. Dabei werden Stil, Trend und Typ berücksichtigt. Auch der Zustand der Haare spielt eine wichtige Rolle. Vorgeschädigtes, langes oder sensibles braucht eine andere Umformung als dickes, gesundes. Was vor Jahren noch undenkbar war, ist heute machbar: Das Haar zu wellen und gleichzeitig zu schonen. Eine gute Dauerwelle ist immer ein handwerkliches Meisterwerk.

Der Prozess selbst bleibt mehr oder weniger immer gleich. Er funktioniert nach dem 3-Stufen-Prinzip: Erweichen, Umformen und Fixieren. Zuerst wird das feuchte Haar auf die vorgesehenen Wickler gerollt, danach das Dauerwellprodukt aufgetragen, um die Umformung möglich zu machen, und zum Schluss wird die neu entstandene Form stabilisiert. Diese sogenannte Fixierung sorgt dafür, dass die Wellung auch hält. Die Wicklerstärke bestimmt der Fachmann: Er kennt die Qualität der Haare, den Umformungswunsch und entscheidet danach ganz individuell, wie sich das umsetzen lässt.

Jede Dauerwelle verändert die Struktur. Anders ist die Umformung nicht möglich. Bestimmte Verbindungen werden gelöst und neu verknüpft. Passiert das sehr aggressiv oder ist die neue Form nicht stabil genug, wird das Haar angegriffen, stumpf und spröde oder die Dauerwelle entspricht nicht den Vorstellungen. Besonders schonende Produkte stoppen bereits bei der Vorfixierung einen Teil der Schwefelverbindungen, was die Quellwirkung reduziert und daher einen großen Schoneffekt hat. Mit entsprechendem Know-how lassen sich also Risiken inzwischen so gut wie ausschalten.

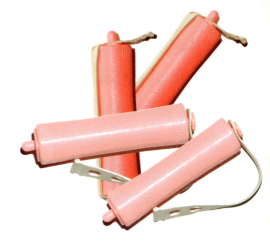

Info

Falls Sie die unterschiedlichen Bezeichnungen irritieren, hier kurz, was jeweils gemeint ist

1. Die klassische Dauerwelle
Sie sorgt für ein haltbares Styling. Je nach Wicklergröße gibt es Wellen, große oder kleinere Locken.

2. Die Stylingwelle
Nichts für richtige Lockenköpfe, sondern für mehr Volumen, Stand und Halt gedacht. Diese relativ neue Methode ist im Augenblick die beliebteste.

3. Die Ansatzdauerwelle
Damit schont man die Spitzen, gibt dem Haar mehr Volumen und Fülle am Ansatz. Es wirkt nicht lockig, hat aber mehr Stand.

4. Die Kranzwelle
Ideal für alle, die gern Filmstarlocken hätten. Das Haar wird nur um die Kontur herum gewellt. Gleichzeitig bekommt es mehr Volumen. Auch praktisch für Frisuren, die luftgetrocknet werden sollen.

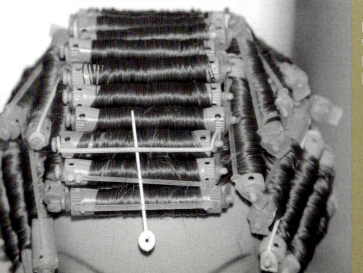

Die klassische Wicklung für kurzes Haar und Locken

Dauerwelle

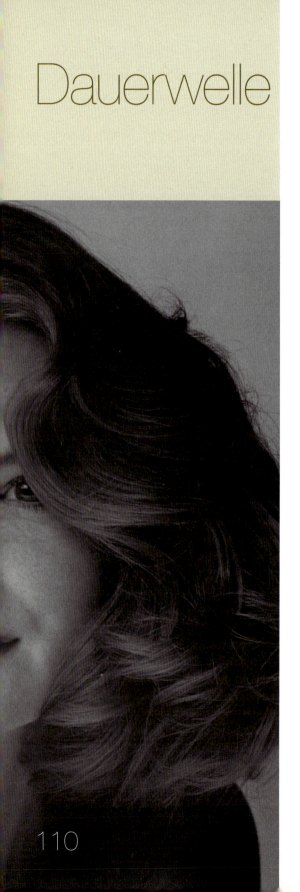

Das ideale Pflegeprogramm

Kein Geheimnis: Dauergewelltes Haar braucht intensive Pflege, damit die Locken glänzen, locker fallen und Sprungkraft behalten. Eine tägliche Haarwäsche ist nicht nötig, aber tägliches Nacharbeiten sollten Sie ruhig einplanen.

Vorbereitung Kämmen oder bürsten Sie Ihre Locken vor dem Shampoonieren vorsichtig durch. Und zwar an den Spitzen beginnend, damit die Haare sich nicht verkletten und Wasser und Shampoo überall mühelos hingelangen können.

Spülen Da müssen Sie ganz pingelig sein. Je gründlicher, desto besser. Sonst passiert es, dass Schaumreste im Haar hängenbleiben und es stumpf aussehen lassen. Kleiner Tipp: Gehen Sie beim Spülen immer wieder vorsichtig mit gespreizten Fingern durchs Haar, dann gelangt das Wasser überall hin.

Intensivpflege Wenn Sie das Gefühl haben, Ihr Haar lässt sich nicht mehr gut durchkämmen, wirkt wattig oder strohig, brauchen Sie vor oder nach dem Waschen eine Haarkur. Sie enthält eine höhere Konzentration an Pflege als Conditioner oder Sprühkuren, die normalerweise zur Pflege genügen.

Trocknen Lufttrocknen ist die schonendste Art für frische Locken. Geht auch: ein Föhn mit Diffuseraufsatz. Er pustet die Luft sanft und verwirbelt die Locken nicht. Wenn Sie damit arbeiten, beugen Sie den Kopf nach vorne und kneten Sie die Haare zwischendurch mit den Händen durch – das gibt Extrafülle. Oder föhnen Sie auf klassische Art Strähne für Strähne über der Rundbürste trocken. Sie müssen gut auskühlen, bevor Sie die Bürste wieder entfernen.

Vortrocknen Das geht am besten mit einem Frotteetuch. Das Haar nicht durchrubbeln, die Feuchtigkeit nur sanft ausdrücken. Je vorsichtiger Sie mit Ihren neuen Locken umgehen, desto länger halten sie.

Entwirren Das finde ich wichtig: Damit Sie das Haar beim Durchkämmen nicht verletzen, benutzen Sie nach dem Waschen unbedingt ein Pflegeprodukt (z. B. mit flüssigem Keratin, Panthenol oder Ceramiden), das im Haar verbleiben kann. Der Kamm gleitet dann einfach besser. Nehmen Sie einen grobzinkigen, er zerrt nicht an den Locken und sie behalten dadurch besser die Form. Beginnen Sie auch hier wieder an den Spitzen und arbeiten Sie sich Stück für Stück in Richtung Haaransatz vor.

Sprungkraft Bei sehr feinem Haar sollten Sie vor dem Föhnen etwas Schaumfestiger in die Locken einkneten. Er schützt nicht nur vor Föhnhitze, er beschleunigt auch das Trocknen und fixiert Volumen und Locken.

Styling Ideal sind alle Produkte, die entweder speziell für dauergewelltes Haar gedacht sind, oder solche, die viel Feuchtigkeit und Pflege enthalten. Zwischendurch ist auch ein Hauch Glanzcreme sinnvoll. Vorsichtig mit Gel. Besser ist eine reichhaltige Pflegecreme oder ein Feuchtigkeitsprodukt, um die Locken zu betonen. Verteilen Sie es nur auf die Spitzen, das genügt meistens.

Nachbessern Geht am einfachsten mit Feuchtigkeitsspray oder Lockenschaum. Etwas in den Händen verteilen und die Haare damit aufkneten oder die Locken nachdrehen. Auch gerollte Kleenex-Tücher, die 30 Minuten im Haar bleiben, bringen schnell wieder mehr Schwung. Ebenso Papilloten. Wenn Sie sehr kalkhaltiges Wasser haben, befeuchten Sie das Haar zwischendurch möglichst nicht damit. Verwenden Sie lieber Sprühkuren, die man im Haar lässt. Gut verteilen, sie ziehen völlig ein. Und noch ein kleiner Trick: Beugen Sie Ihren Kopf vornüber und geben Sie superfeines Haarspray zwischen die einzelnen Partien. Kurz warten und dann Haare nur in Form schütteln. Plustert auf und macht einen frischen, fülligen Lockenkopf. Das kann man auch tagsüber zwischendurch mal schnell machen, wenn die Locken zusammengefallen sind.

Schonzeit Vermeiden Sie alles, was aggressiv wirkt: Kämme und Bürsten von schlechter Qualität, Shampoos ohne Pflegezusätze, austrocknende Stylingprodukte. Toupieren Sie das Haar so wenig wie möglich. Auch ständiges Durchbürsten ist nichts für Locken, es macht sie krisselig und nimmt die Sprungkraft. Je pflegender Sie mit Ihrer Dauerwelle umgehen, desto länger halten die Locken und desto schöner sehen sie aus.

Was ich immer wieder gefragt werde ...

Sind Dauerwellen nicht total out?

Es wird meiner Meinung nach immer Frauen geben, die mehr Volumen brauchen oder eine andere Form schöner finden. Dabei spielen natürlich Mode und persönliche Freude am Verändern eine große Rolle. Moderne Dauerwellen sind kaum zu erkennen – wir nennen sie gern Sommerwelle –, sie sind pflegeleicht und machen viele Frisuren einfacher. Der Grund, warum sie mit Sicherheit nie ganz verschwinden – im Gegenteil: Je besser sie werden, desto mehr werden sie genutzt.

Ist eine Dauerwelle schädlich fürs Haar?

Nein. An den Rezepturen wird ständig gefeilt. Inzwischen sind Dauerwellen so perfekt, dass sie jede Art von Locken, aber auch nur Volumen möglich machen, maximal schonen und die Anwendung noch leichter ist. Auch der Geruch wurde verbessert, er ist sehr viel angenehmer als früher. Das Wichtigste für das Ergebnis ist allerdings die perfekte Technik – und da ist Friseur-Know-how gefragt.

Gibt es Neues in Sachen Dauerwelle?

Es gibt ständig Neues. Die erfreulichste Entwicklung finde ich, dass es inzwischen Dauerwellen für jede Haarqualität gibt, also auch für gefärbtes, getöntes, strapaziertes, feines und schwer wellbares Haar. Auch die Wickeltechnik hat sich verändert. Um ein besonders natürliches Ergebnis zu bekommen, wird mit unterschiedlicher Technik und auch im Teilbereich mit vielen verschiedenen Wicklersorten gearbeitet.

Wie viel Zeit muss man für eine Dauerwelle einplanen?

Etwa eineinhalb Stunden oder mehr, je nach Art der Welle. Für's Schneiden, Waschen und Föhnen zusätzlich noch einmal eine Stunde oder mehr. Am besten klären Sie das schon bei der Anmeldung, damit es keinen Stress gibt.

Dauerwelle und Farbe an einem Tag – geht das?

Ja, es geht. Normalerweise empfehle ich immer eine Pause von etwa 8 Tagen einzuplanen, in Ausnahmefällen geht es aber tatsächlich zusammen. Wobei immer die

Farbe zuerst gemacht wird und dann erst die Dauerwelle. Ein erfahrener Friseur kennt alle Möglichkeiten, die er dafür einsetzen kann. Die Dauerwelltechnik hat sich extrem verbessert und ist insgesamt schonender geworden. Hinzu kommt, dass jede Dauerwelle besser aussieht, wenn die Haarfarbe stimmt. Schon aus dem Grund bin ich manchmal dafür, es zusammen zu machen. Allerdings bedeutet das auch mehr Pflege.

Wie häufig kann man seine Dauerwelle erneuern?
Das hängt von der Art der Welle ab. Einige sind bereits nach 4-6 Wochen ein paar Zentimeter herausgewachsen, andere brauchen Monate. Diese Frage klärt man am besten mit dem Friseur, der die Dauerwelle gemacht hat.

Wie bekomme ich noch mehr Spannung in meine Locken?
Trocknen Sie das Haar vor und benutzen Sie zum Stylen eine mittlere oder kleine Rundbürste oder Klettwickler. Drehen Sie jede einzelne Strähne gegen die natürliche Wuchsrichtung ein – dann bekommen sie automatisch mehr Stand. Hilfreich sind auch alle Lockenprodukte, die Sprungkraft geben. Man befeuchtet damit das Haar vor dem Aufdrehen und Föhnen.

Kann man auch elektrische Wickler oder einen Lockenstab bei dauergewelltem Haar verwenden?
Man kann, wenn das Haar gut gegengepflegt wird. Wichtig: Niemals nasses oder noch feuchtes Haar mit elektrischen Geräten bearbeiten – auch nicht mit Stylingprodukten, sie bleiben leicht am Stab oder an den Wicklern kleben, was auch das Haar beschädigen kann. Beim Lockenstab müssen Sie darauf achten, dass das Ende der Strähne erst ganz zum Schluss um den Stab gewickelt wird. Das schont die Spitzen.

Bei welchen Haaren würden Sie von der Dauerwelle abraten?
Bei einer starken Blondierung, vielen stark aufgehellten Strähnen oder einer noch vorhandenen Restdauerwelle. Das Haar ist dann bereits gestresst, sodass eine erneute chemische Behandlung nicht besonders zu empfehlen ist.

Wow!
Echte Hingucker

Ich habe einfach Lust, mich ab und zu richtig aufwendig zu stylen. Glamourös, edel oder raffiniert. Es gibt immer Feste, Bälle und Events, die eine große Show erlauben. Mit diesen Frisuren bekommt man Star-Status – Komplimente eingeschlossen.

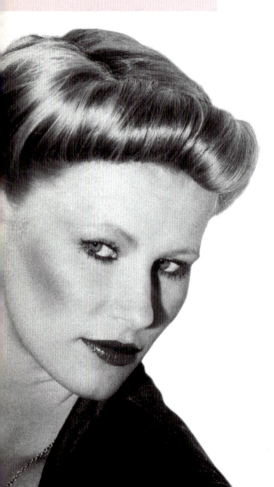

Lockentuff
Rechts: Eine Frisur für halblanges oder langes Haar. Alles auf Wickler rollen, Nackenhaare hochstecken und mit Spray fixieren. Locken auf dem Kopf am Ansatz toupieren, sorgsam verteilen, gut feststecken, einige an den Enden mit Wachs in Form zupfen und mit Spray fixieren.

Rundum-Rolle
Links: Das Haar strähnchenweise toupieren und dann mit kleinen Kämmchen rundum von vorn nach hinten einschlagen und feststecken. Abstehende Härchen mit Haarspray hochkämmen und zum Schluss über alles etwas Glanzspray geben.

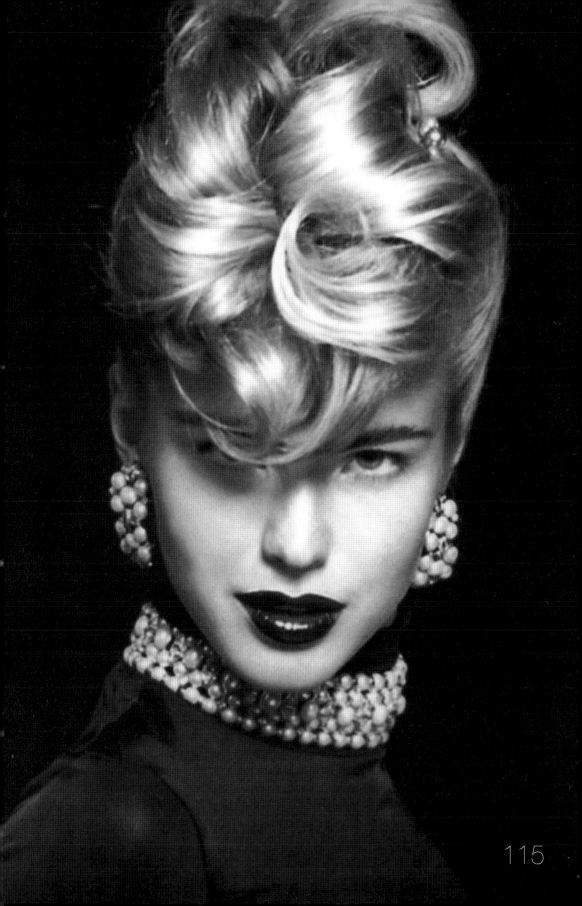

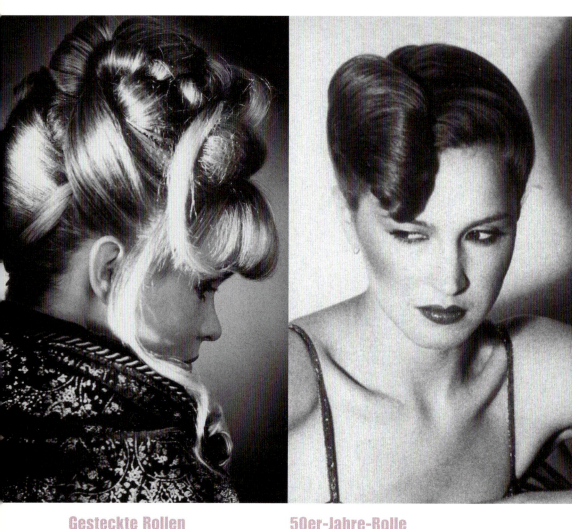

Gesteckte Rollen

Ideal für diese Steckfrisur sind langes Haar und Pony. Die einzelnen Strähnen stark toupieren und über den Kopf verteilt zu Bananen festklammern. Ponyhaare rund föhnen. Zum Schluss seitlich eine feine Strähne herauszupfen, mit dem Lockeneisen formen und locker feststecken.

50er-Jahre-Rolle

Das Haar glatt zur Seite bürsten, zum Pferdeschwanz abbinden und Glanzcreme einkämmen. Einen Teil sauber im Nacken zur Banane stecken, den anderen zur Stirntolle, alles gut befestigen. Mit Haarspray fixieren. Geht auch mit einem Haarteil, das am Pferdeschwanz befestigt wird.

Rollenspiele

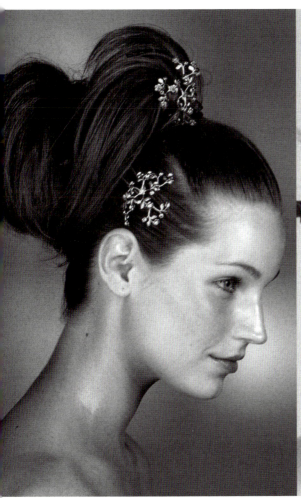
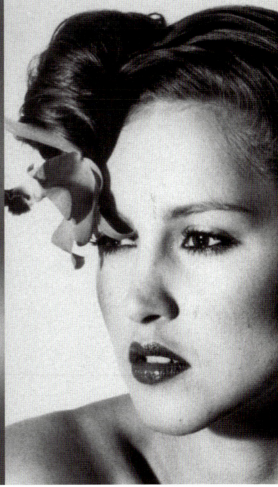

Doppelrolle
Hierfür brauchen sie langes oder zumindest schulterlanges Haar. Am Hinterkopf zwei Pferdeschwänze abteilen. Beide auf der Rückseite toupieren, hintereinander im Nacken nach innen einschlagen und feststecken. Über die Haaransätze einige kleine Zierspangen stecken.

Glamour-Rolle
Elegant, sexy und ladylike ist jede Rolle, wenn man sie noch kunstvoll mit einer Stoffblume schmückt. Glanzcreme einarbeiten, alle Haare zur Seite bürsten, abbinden und zur großen Rolle auf dem Oberkopf feststecken. In die Rolle eine Stoffblume schieben und ebenfalls gut befestigen.

Haare to go

Extensions

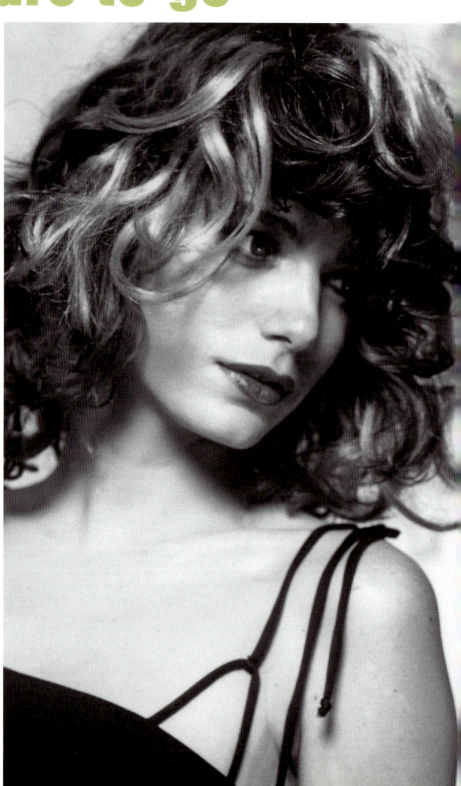

Jede Menge Volumen, lange, lässige und immer schöne Haare – das wünschen sich eigentlich alle Frauen. Haben Sie sich auch schon gefragt, wie Promis und Stars das immer hinkriegen? Der Trick – sie mogeln mit Extensions. Das können Sie auch! Es kostet kein Vermögen und funktioniert fast immer. Ich bin ein absoluter Fan der Methode, schließlich ist mein Haar leider auch eher fein!

Extensions sind Allroundkünstler

Man kann so ziemlich jedes Haarproblem damit optisch lösen. Zum Beispiel: Das Haar dort verstärken, wo es besonders dünn ist, seiner Wunschfrisur einen Volumenkick geben oder sich seinen Traum von langem Haar oder üppigen Locken erfüllen.

Gut zu wissen

Wie bei jeder Veränderung beginnt auch die Haarverlängerung mit einem intensiven Beratungsgespräch, um genau festzulegen, welches Problem behoben werden soll, welche Frisur genau gewünscht wird und wie sich das realisieren lässt. Es gibt verschiedene Extension-Methoden, das Prinzip ist allerdings immer ähnlich. Es unterscheidet sich nur in der Qualität der Haare, der Verarbeitung und der Art der Befestigung. Ideal, wenn mit Echthaar gearbeitet wird, da es sich in Struktur, Pflegebedarf und Styling dem eigenen Haar am besten anpasst und man damit später gut allein zurechtkommt. Die Extensions sollten möglichst der eigenen Haarfarbe perfekt angepasst werden, damit man die Verlängerung oder Verdichtung nicht sieht. Normalerweise halten Extensions 3-5 Monate. Es kann allerdings passieren, dass man welche verliert, was meistens nicht weiter auffällt. Wie schnell man erneuern muss, ist jedoch auch davon abhängig, wie sorgfältig Sie mit den Haaren umgehen und wie genau Sie es mit der Pflege nehmen. Auch wie schnell das eigene Haar wächst und wie oft nachgeschnitten werden muss, spielt eine Rolle. Die Verbindungsstelle »wächst« nämlich langsam mit dem eigenen Haar nach unten und wird dann irgendwann sichtbar. Die Preise für das Einsetzen oder Nachbessern sind sehr unterschiedlich und von der Anzahl, Länge und Qualität der einzelnen Strähnen abhängig.

Pflege-Infos

Echthaar-Extensions reagieren auf äußere Einflüsse wie das eigene Haar. Die Spitzen können trocken und spröde werden, sich spalten und bei mangelnder Pflege geht der Glanz verloren, die Farbe verliert an Strahlkraft. Darum ist es wichtig, es mit der Pflege genau zu nehmen, das bedeutet ein gutes Shampoo zu benutzen und zusätzlich noch Spezialpflege. Gehen Sie mit ihren Extensions genauso schonend um, wie mit Ihrem eigenen Haar. Rubbeln Sie nach dem Shampoonieren nicht zu stark und sortieren Sie die Strähnen vorsichtig und locker mit den Fingern. Bitte nicht kämmen. Geföhnt wird wie gewohnt, nur auf das Über-Kopf-Föhnen sollten Sie verzichten. Und die Bondings – so nennt man die Verbindungsstellen – immer zuerst leicht vorföhnen und dann erst den Rest. Auch mit Klettwicklern können Sie weiterhin arbeiten, wenn Sie das gewohnt sind. Bei den Pflege- und Stylingprodukten gilt nur eine Regel: Nichts mit alkoholhaltigen Zusätzen verwenden, da sich sonst die Verbindungsstellen lösen können. Ansonsten empfehle ich feuchtigkeitsspendende Produkte, die dem Haar Kraft und Vitalität geben. Für das Finish geben Sie eine Pflegecreme in die Verbindungsstellen und für den perfekten Auftritt benutzen Sie Glanzspray. Alle 6-8 Wochen sollten Sie die Spitzen beim Friseur korrigieren und die Verbindungsstellen kurz überprüfen lassen, damit »Ihre« Haare perfekt aussehen und Sie möglichst lange glücklich damit sind.

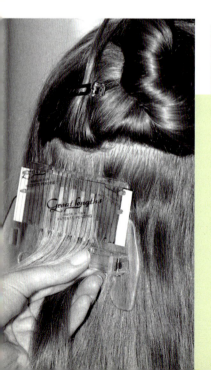

Info

Extensions bestehen aus vielen kleinen einzelnen Strähnen (Foto rechts). Jede ist an einem durchsichtigen Keratinblättchen befestigt, das ca. 1,5 cm vom natürlichen Haaransatz um das Eigenhaar gelegt wird. Mit einem Modellierstab wird die Konsistenz des Blättchens per Ultraschall verändert, es verbindet sich dadurch fest mit dem Eigenhaar – und zwar ganz flach und schonend (Foto ganz rechts). Bei sehr langem oder vollem Haar kann man die Strähnen auch im 10er-Set anbringen, das geht schneller und ist genauso haltbar (Foto links).

Was ich immer wieder gefragt werde ...

Woher kommt das verwendete Haar?
Wir benutzen in unseren Salons Echthaar aus Indien. Europäisches Haar ist schwer in großen Mengen zu bekommen. Indisches Haar ist aufgrund seiner genetischen Abstammung unserem europäischen Haar am ähnlichsten, hat eine kerngesunde Schuppenschicht und ist ideal für die Weiterverarbeitung zu Echthaar-Strähnen für Extensions.

Was passiert, wenn man viel Sport treibt?
Nichts! Sie können weiter wie bisher aktiv sein. Ob Sie schwimmen, joggen oder in die Sauna gehen – alles ist problemlos mit den Haaren möglich.

Kann man Extensions auch färben oder tönen?
Man kann. Allerdings nur dunkler, nicht heller. Vorausgesetzt, Sie gehen dorthin, wo Ihnen die Extensions gemacht wurden. Solche Veränderungen gehören in die Hände des Profis!

Schaden Extensions dem eigenen Haar?
Nein, die Angst stammt noch aus den Anfängen der Haarverlängerung. Inzwischen sind die Verfahren weiter entwickelt und haarschonend geworden. Benutzen Sie für die tägliche Pflege eine Spezialbürste, dann sind Sie auf der sicheren Seite. Jeder Profi-Friseur wird Ihnen die richtige Behandlung und Pflege erklären, damit Sie mit den Extensions gut zurechtkommen.

Kann jeder seine Haare verlängern lassen?
Jein. Einige Vorraussetzungen müssen vorhanden sein. Ihr Haar darf nicht allzu kurz sein. Ideal sind 8 cm, sonst wird die Verbindungsstelle sichtbar und lässt sich nicht durch das Eigenhaar kaschieren. Auch sollte das Deckhaar lang genug sein, um Fülle am Hinterkopf und Nacken zu bekommen. Und Ihr Haar muss gesund sein, es darf kein aktueller Haarausfall bestehen. Auch sehr dünnes Haar oder lichte Stellen nach einer Schwangerschaft oder Chemotherapie sind schwer zu kaschieren. Die Extensions halten dann nicht.

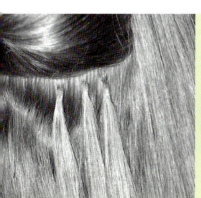
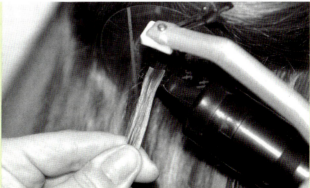

Sommer
Keine Ferien für die Haare

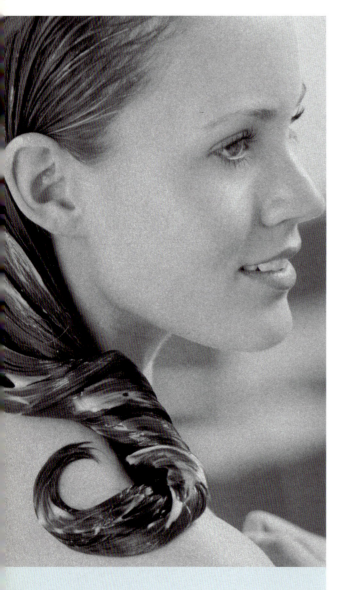

Irgendwie träumen wir immer vom Sommer: in die Sonne blinzeln, am Strand faulenzen, im Meer schwimmen. Das Leben fühlt sich dann bunter, entspannter und fröhlicher an. Gut für die Seele, Stress für die Haare, wenn Sie nicht mit einem Schutzprogramm einschreiten. Meine Tipps helfen Ihnen – versprochen!

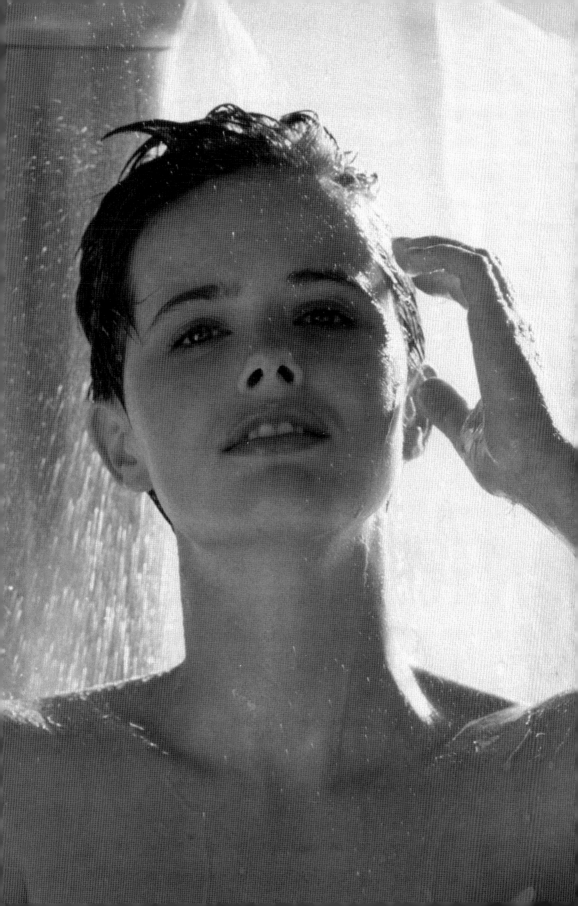

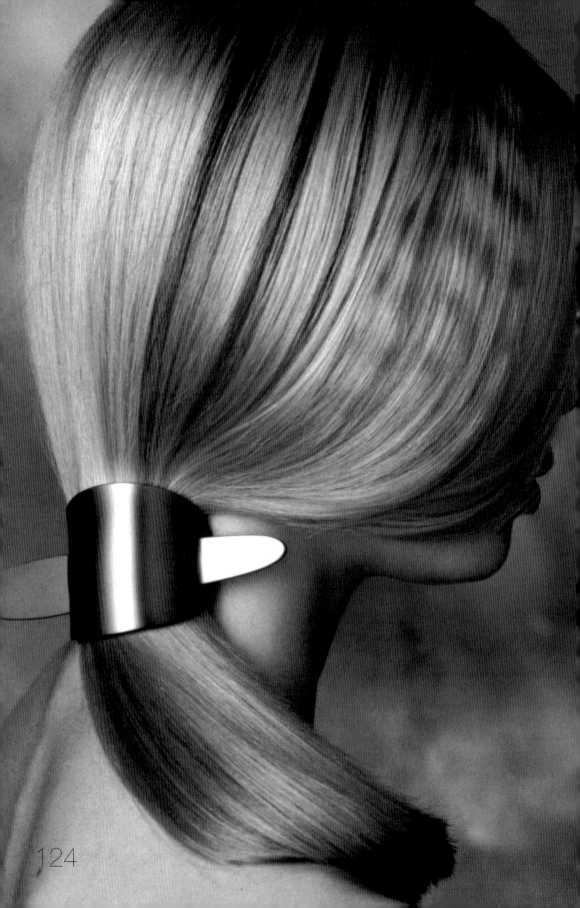

Kleine Schutzengel

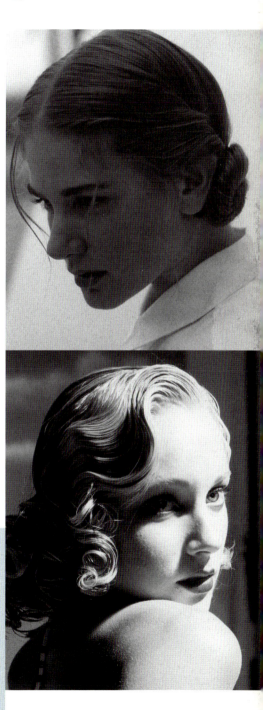

Zopfgummis sollten in den Ferien tabu sein, sie schnüren das Haar immer an der gleichen Stelle ab – so empfindlich wie es im Sommer ist, finde ich das keine gute Idee. Da die Haare durch die äußeren Einflüsse jetzt schnell den natürlichen Schutzfilm und dadurch an Geschmeidigkeit verlieren, ist geschickte Pflege angesagt. Mein Tipp: **Massieren Sie eine Pflegecreme in die Spitzen und trockenen Partien,** bevor Sie an den Strand gehen, und möglichst zwischendurch auch noch einmal. Sieht aus wie Stylinggel und schützt optimal. Salz- und Chlorwasser sind nicht gerade haarfreundlich. **Spülen Sie Ihr Haar darum nach dem Baden mit Süßwasser aus.** Gibt es keine Süßwasserdusche, nehmen Sie Mineralwasser. Der Einsatz lohnt sich! Ideal für tagsüber sind auch sogenannte **Sonnenschutzsprays.** Die darin enthaltenen Filter blockieren das Eindringen schädlicher UV-Strahlen und verhindern, dass die Haarfarbe ausbleicht. Man kann sie auch als Stylingprodukt für den Wet-Look benutzen. Noch besser ist allerdings ein Sonnenhut! Nehmen Sie am besten einen **luftigen Strohhut** oder **dünne Tücher** – das sieht modisch aus und schützt gleichzeitig Ihr Haar perfekt.

Retter

Ist blondes Haar grünstichig, z. B. von zu viel gechlortem Pool-Wasser, hilft Aspirin. Zwei Tabletten in Wasser auflösen und das Haar damit mehrmals übergießen.

Aufbauspezialisten

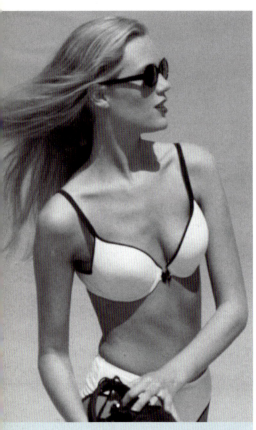

Durstlöscher

Normales Haar enthält ca. 10 Prozent Wasser – unabhängig, ob es fein oder kräftig ist. Sonne reduziert den Wassergehalt erheblich, darum müssen Sie ausgleichen. Am besten mit einem Feuchtigkeitsspray. Man kann es auch tagsüber immer mal wieder benutzen. Damit sorgen Sie für die nötige Balance.

Der ideale Schutz beginnt bereits vor dem Urlaub! Am besten lassen Sie die **Spitzen** kurz vorher noch einmal gesund schneiden. Sie sind – besonders bei langem Haar – meistens so empfindlich, dass sie es sofort übel nehmen, wenn Sonne, Salzwasser und Chlor ihnen zusetzen. Aber auch kurzes Haar sollte noch einmal korrigiert werden. Es sitzt dann einfach besser, die Splissgefahr ist verringert und Sie müssen das von der Sonne aufgehellte Haar nach dem Urlaub nicht gleich wieder abschneiden lassen. Besprechen Sie eine Woche vorher mit Ihrem Friseur, ob Sie Ihre **Dauerwelle und Farbe** jetzt noch einmal erneuern sollten. Ein guter Friseur weiß, was möglich und sinnvoll ist. Beim Kofferpacken denken Sie daran: Ihr normales Shampoo darf nicht mit auf die Reise! Sie brauchen ein gehaltvolleres, damit Sie schon **beim Waschen das Pflegeprogramm starten**. Nehmen Sie ein Produkt für trockenes, strapaziertes Haar – selbst wenn Sie davon jetzt noch nichts merken. Zum Shampoonieren **benutzen Sie möglichst nur lauwarmes Wasser**, je kühler, desto besser. Das schont. **Versuchen Sie, möglichst ohne Föhn auszukommen.** Lassen Sie das Haar so oft es geht an der Luft trocknen – es hat schließlich auch Ferien! Oder: Drehen Sie es nach dem Waschen strähnchenweise in sich und stecken Sie es locker zu kleinen Kringeln hoch. Sieht lustig aus und gibt später Wellen, die Sie nur noch mit etwas Stylingschaum oder Gel nachformen müssen. **Pflegecreme, Pflegespray oder Leave-in-Kuren** – alles ideal, damit das Haar nicht strohig und brüchig wird. Die Produkte umhüllen jedes einzelne

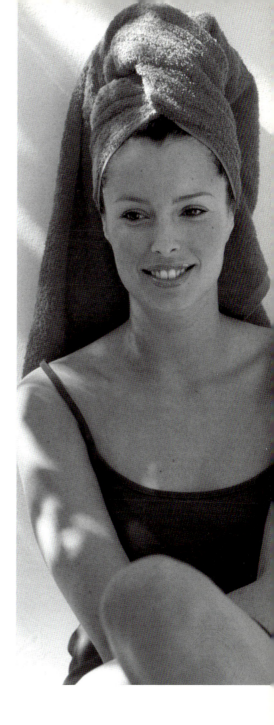

Haar mit einem feinen Film, der gegen äußere Einflüsse immun macht. Benutzen Sie sie als Stylingprodukt und spülen Sie sie abends wieder aus. Meistens genügt schon eine kleine Portion, die man in den Handflächen verreibt und übers Haar verteilt. Wenn Sie es im Nacken zusammenbinden, vergessen Sie nicht, auch kurz über den Pferdeschwanz zu streichen, das wird gern vergessen. **Abends sollten Sie eine Intensivkur benutzen.** Verpacken Sie die Haare während der Einwirkzeit in ein Frotteetuch, dann können die Pflegestoffe besser eindringen. Unter dem Turban wird es warm und das intensiviert die Wirkung. **Noch praktischer: eine Kur,** die im Haar verbleiben kann und unsichtbar völlig eindringt. **Nach einem dreiwöchigen Urlaub müssen auch die Spitzen wieder korrigiert werden.** Ihr von der Sonne aufgehelltes Blond lassen Sie – wenn möglich – so wie es ist. Besonders zu leicht gebräunter Haut sieht das einfach toll aus. Allerdings müssen Sie Ihr Pflegeprogramm auch zu Hause intensivieren, damit das Blond strahlt und Ihr Haar glänzt. Nach und nach verblasst der Ton ohnehin und Sie müssen wieder nachbessern.

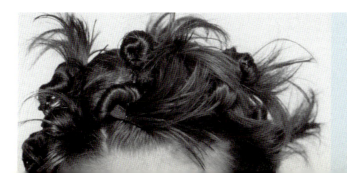

Haare & Psyche
Schöne Grüße von der Seele

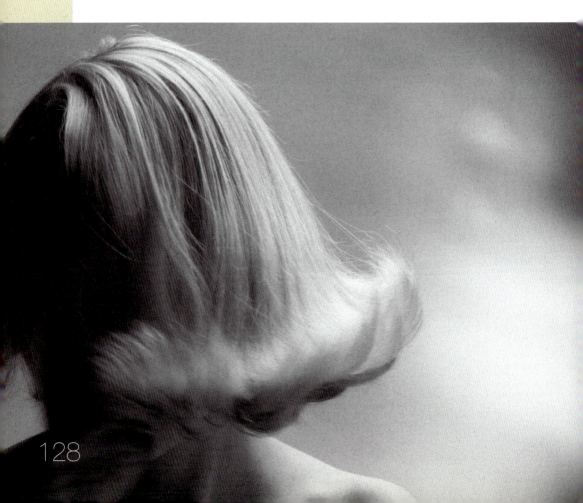

> Unsere Haare spiegeln gnadenlos unseren Gemütszustand wieder. Geht es uns schlecht, hängen sie schlaff, sind wir wütend, stehen sie wirr ab, sind wir glücklich, glänzen sie. Ungerecht, denn es befördert uns leicht in einen Teufelskreis. Wir fühlen uns nicht nur schlecht, wir sehen auch noch so aus. Und schon geht es uns noch schlechter. Das Thema hat in Amerika inzwischen Hochschulniveau erreicht!

Niemand trägt seine Haare nur einfach so! Neben all den äußeren Einflüssen und seelischen Aspekten entlarven die Haarlänge, Farbe und Frisur immer auch die Trägerin. Die Kassiererin an der Supermarktkasse mit ihrer ausgefallenen Haarfarbe will deutlich machen: »Ich bin ein ganz besonderer Mensch, auch wenn ich hier sitze.« Wer als Punker herumläuft, will provozieren, wer unauffällig frisiert ist, will ernst genommen werden. In den 70ern waren lange Haare ein Aufbegehren gegen das Establishment. Damit tun sich heutige Jugendliche schwerer.

Kaum jemand verliert die Fassung, begegnet er einer knallroten oder grünen Mähne. Auch ein totaler Kahlschlag erweckt eher Mitleid als Empörung.

Ein Friseurbesuch ist eben für viele Frauen nicht nur Waschen und Legen, sondern auch der Versuch, Seele und Haare in Einklang zu bringen. Sie wollen ein wenig Glanz und Schönheit auf den Kopf zaubern, ein Signal geben, wie sie wahrgenommen werden möchten. Junge Mädchen haben eine absolute Vorliebe für lange Mähnen, ein Zeichen, ihre Weiblichkeit zu demonstrieren. Langes Haar war zu allen Zeiten ein Lockmittel. Erst Jahre später verringert sich dieser Wunsch. Erwachsene Frauen wollen lieber ihren Erfolg oder die Facetten ihrer Persönlichkeit zum Ausdruck bringen. Sie tragen dann eher kürzeres Haar. In den zwanziger Jahren galt das eindeutig als Zeichen der Emanzipation. Auch heute noch steht es für Selbstbewusstsein und Kompetenz. Firmenchefs wählen für Führungspositionen lieber Frauen mit kürzerem Haar als mit langer Wallemähne. Klar ist auch, wer sich für einen Strubbellook entscheidet, will Unbekümmertheit signalisieren und sich nicht festlegen lassen.

Mann weg – Haare ab. Ich kenne unglaublich viele Frauen, die mit ihren neuen Haaren auch ihrem Leben einen neuen Dreh geben wollten. Wer sich die lange Mähne plötzlich kurz oder raspelkurz schneiden lässt oder tizianrot sein möchte, hat fast immer ein einschneidendes Erlebnis hinter sich. Da ich weiß, dass Haare ein entscheidendes Kommunikationsmittel für Frauen sind, habe ich immer versucht, Verständnis für das sensible Gebilde aufzubringen, Langeweile vom Kopf zu vertreiben und Frisur und Stil auf Seelen streichelnde Weise in Einklang zu bringen. Haare gut, alles gut!

Lang, glatt, glänzend
Sleek-Look

Designer lieben den Look und Frauen fühlen sich gut damit – manchmal hat man eben Lust, lässig auszusehen und die Haare lang, glatt und glänzend zu tragen. Meine Meinung: Junge Mädchen und Frauen sehen damit klasse aus, alle anderen sollten die Finger davon lassen und sich lieber für glatt, glänzend und halblang entscheiden.

Meine Ideen zum perfekten Sleek-Look

1. Langes, schmales Gesicht? Besser nicht einfach nur lang mit Scheitel tragen, sondern sich für Pony entscheiden oder gleich halblang. Sonst wirkt das Gesicht noch schmaler.

2. Damit der Look nicht wie eine Notlösung wirkt, lassen Sie die Spitzen kürzen. Das Haar bekommt dadurch mehr Schwung, die Splissgefahr ist verringert und es wirkt voller.

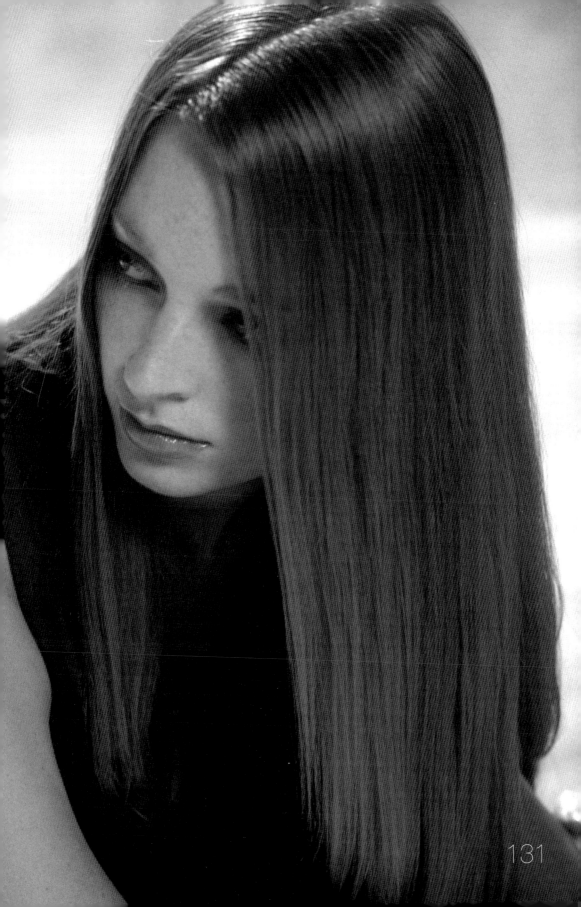

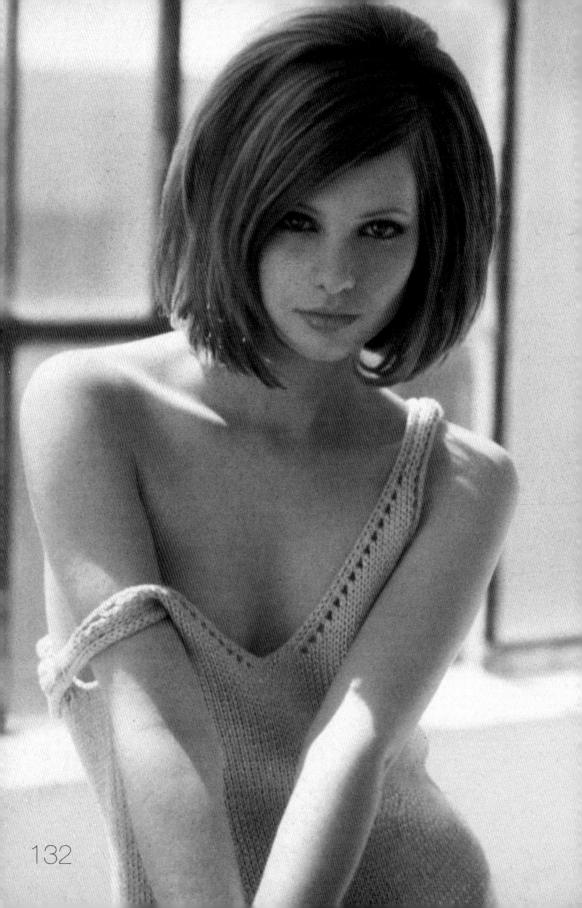

3. Sehr dickes, volles Haar fällt schöner, wenn es leicht durchgestuft wird, ohne das Deckhaar zu kürzen. Es fällt dann nicht so schwer und erdrückt das Gesicht nicht.

4. Muss man einfach wissen: Glatte Haare lenken den Blick stark aufs Gesicht. Daher sollte das Make-up unauffällig, aber perfekt sein. Am schönsten sind Naturtöne, damit wirkt man nie angemalt.

5. Wenn Sie mit glatten Haaren zu streng aussehen, hilft dieser kleine Trick: Nehmen Sie alles im Nacken locker mit einer Spange zusammen und lassen Sie die Enden weich und asymmetrisch über die Schulter fallen.

6. Auch eine Möglichkeit für den Look: Haare nach dem Waschen über eine große Rundbürste trocken föhnen, auskühlen lassen und glatt bürsten. Mit Wachs oder Spray dem Ansatz etwas Stand geben.

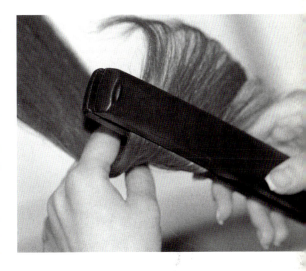

7. Sperrige Haare oder einzelne Strähnen, die aus der Reihe tanzen, lassen sich am schnellsten mit einem Glätteisen in Form zwingen. Man zieht damit einfach einmal durchs Haar und lässt es dann auskühlen.

8. Ein glänzendes Programm: Nehmen Sie zum Waschen ein pflegendes Shampoo. Schäumen Sie nur die Ansätze damit ein, die Längen werden automatisch ausreichend mit dem entstehenden Wasser-Schaum-Gemisch gesäubert. Sehr spröde Spitzen schützen Sie vorher mit einem Spezialprodukt, damit sie sich nicht spalten oder abbrechen. Einmal pro Woche gibt es Streicheleinheiten per Kur oder Maske. Machen Sie das regelmäßig, ist Ihnen ein schöner Glanz sicher.

9. Beim Föhnen immer daran denken: Erst die Ansätze, dann die Spitzen. Die Haarschüppchen stehen dann nicht sperrig ab, was die Haare stumpf aussehen lässt.

10. Fürs tägliche Styling genügt kräftiges Durchbürsten und bei Bedarf etwas Glanz- oder Feuchtigkeitsspray, mehr nicht.

Tipp

Glanz muss sein. Nicht nur, weil die internationale Modewelt glänzende Haare zum Trendthema erklärte, auch ich bin der Meinung: Nur glänzende Haare sind wirklich schön! Dazu muss man wissen, dass jedes einzelne Haar von vielen kleinen eng anliegenden Schüppchen zusammengehalten wird. Sie schützen es und können das einfallende Licht besonders gut reflektieren. Sind sie durch Umwelteinflüsse oder falsche Behandlung geschädigt und aufgeraut, stehen sie ab und der Effekt ist dahin. Der Glanz auch!

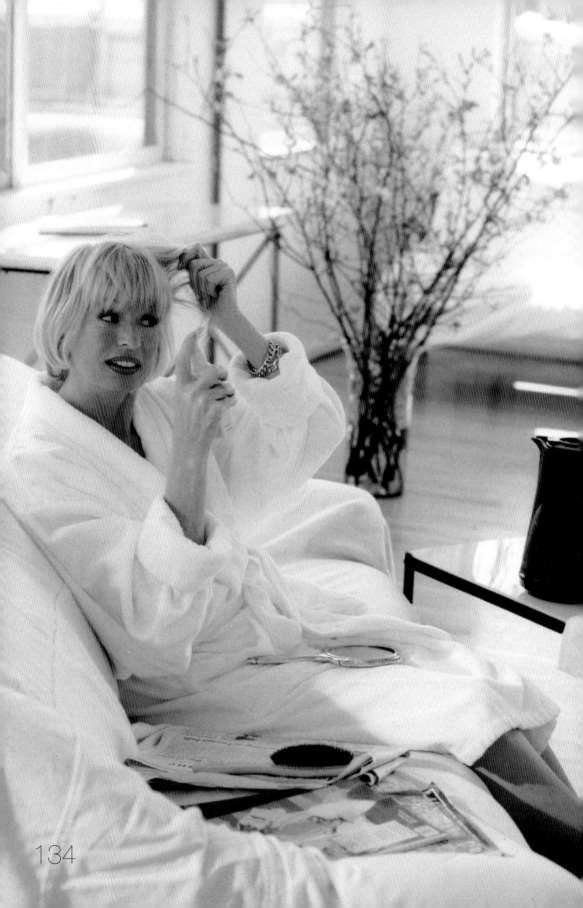

Mein tägliches Beauty-Ritual

Hauptsache schnell

Da ich nicht immer Lust und selten Zeit für meine Schönheitspflege habe, trotzdem aber gut aussehen möchte und auch muss, bin ich ganz konsequent mit meinem täglichen Ritual. Davon weiche ich nicht ab, egal was passiert. Ich kann das nur allen Frauen empfehlen, denn man fühlt sich einfach wohler mit leichtem Make-up und guten Haaren. Der ganze Tag läuft dann besser.

Mein Starter-Programm

■ Mein Wake-up-Call ist meine Haar-Massagebürste. Bearbeite ich damit eine Minute lang die Kopfhaut, fühle ich mich sofort fit, hellwach und frisch – der Tag kann starten.

■ Ein kurzer Blick in den Spiegel entscheidet, ob ich meine Haare waschen muss oder mit Föhnen oder Nachstylen mogeln kann. Letzteres ist selten, denn ich fühle mich den ganzen Tag wohler, wenn mein Haar frisch gewaschen ist. Das geht ratzfatz und die 10-15 Minuten machen meinen Tag aus.

■ Vor dem Zähneputzen knete ich schnell etwas Pflege in die trockenen Haarspitzen, dann gehe ich unter die Dusche. Die Pflege spüle ich erst ganz zum Schluss aus, damit sie lange genug einwirken kann und erst dann benutze ich Shampoo. Das nasse Haar wird in ein weiches Frotteetuch gehüllt und zum Turban verpackt, schnell noch die Lippen umrandet und mit dem Kajalstift die Augen betont – beides steht griffbereit im Zahnputzglas –, dann wird das Frühstück vorbereitet.

■ Bevor ich frühstücke, föhne ich rasch das handtuchtrockene Haar gegen den Strich – das garantiert Fülle. Die Spitzen föhne ich zum Schluss, damit sie einen leichten Schwung und Glanz haben. Mir fällt es immer wieder schwer, die Haare lange genug auskühlen zu lassen. Darum trickse ich mit zwei Bürsten. Eine kühlt aus, mit der anderen arbeite ich weiter. Geduld ist nun mal nicht meine Stärke.

■ Frisieren ist Minutensache. Ich beginne am Hinterkopf, toupiere den Ansatz (denn dort brauche ich Fülle und Stand), fixiere mit einem Hauch Haarspray und bürste das Deckhaar dann ganz vorsichtig drüber. Ein kurzes, lässiges Fingerstyling und meine Haare sind o.k.

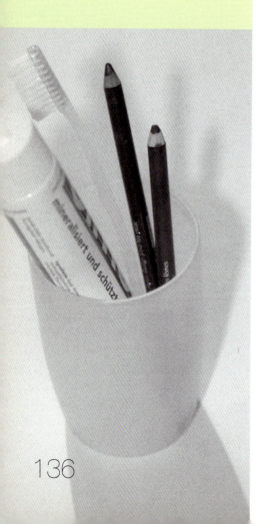

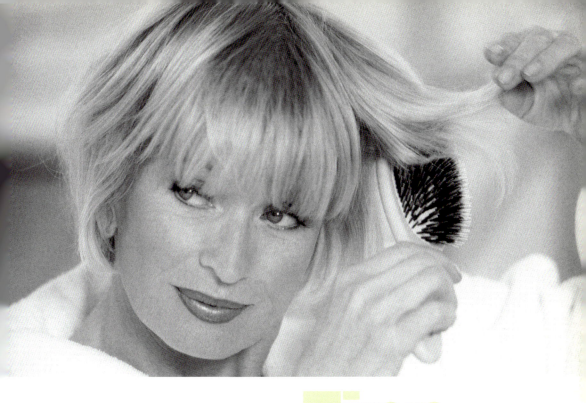

■ Haarspray sprühe ich nur selten über den ganzen Kopf. Zum Betonen sprühe ich lieber ein wenig auf die Fingerspitzen und definiere damit einzelne Strähnen. Noch besser finde ich Haartagescreme – besonders blondes Haar strahlt damit schön. Und es wirkt nicht steif. Haare müssen sich lässig bewegen und nicht zubetoniert aussehen – das ist mir ein Gräuel.

■ Da ich alles liebe, was schnell und effektiv ist, brauche ich auch fürs Make-up nur wenige Minuten. Getönte Tagescreme, Wimperntusche – Kajal und Lipliner sind schon aufgetragen – etwas Gloss und manchmal noch einen Hauch Rouge. Fertig.

■ Um mir unnötiges Suchen zu ersparen und meine Nerven zu schonen, stelle ich meine Garderobe immer für drei Tage im Voraus zusammen. Dann bin ich sicher, alles sauber und passend im Schrank zu haben inkl. Accessoires. Ich brauche nur einmal nachzudenken und kann entspannt in den Tag starten.

Tipp

Meine tägliche Haarpflege steht neben dem Zahnputzglas und meine Kur, die ich 1- bis 2-mal wöchentlich vor dem Schlafengehen auftrage, auf dem Nachttisch. So kann ich beides nicht vergessen. Auch ich bin manchmal nachlässig.

Wenn meine Arme beim Föhnen streiken, neige ich den Kopf runter zu Föhn und Bürste. Das entspannt.

Zum Nachföhnen und Korrigieren benutze ich eine noch kleinere Bürste als üblich – das gibt mehr Stand. Bei frisch gewaschenem Haar allerdings eine größere, denn es reagiert anders.

Das schmeckt dem Haar

Kein Geheimnis: Haare brauchen täglich Vitamine, Mineralstoffe und Spurenelemente, um schön und gesund zu bleiben. Ein Grund mehr, sich ausgewogen zu ernähren und auf Junkfood, Rauchen und Diätwahn zu verzichten.

Aus dem Leben eines Haares

Etwa 90 000-120 000 Haare befinden sich auf jedem Kopf. Bei Rothaarigen ein paar mehr als bei Blondinen. Sie wachsen nicht von Anfang bis Ende kontinuierlich, sondern jedes Haar durchläuft einen eigenen, regelmäßigen Zyklus. Zuerst wächst es 2-3 Jahre lang ständig, dann tritt eine kurze Ruhephase von ca. 1-2 Wochen ein und danach bildet sich wieder ein neues Haar. Das alte fällt aus. 85 Prozent aller Körperhaare befinden sich permanent in der Wachstumsphase, 11 Prozent in der Ruhephase und 4 Prozent in der Übergangsphase. Ganz normal also, dass sich jeden Tag etwa 50-100 Haare von uns verabschieden.

Haare sind für Wissenschaftler ein spannendes Forschungsobjekt. Weltweit tüfteln Experten in den Labors nach neuen Erkenntnissen, werden neue Diagnostik-Methoden und hochtechnische Geräte entwickelt. Dadurch kann man nicht nur einige Haarprobleme besser analysieren, es lassen sich inzwischen auch viele Krankheiten, seelische Störungen und sogar Drogenkonsum mühelos am Haar ablesen. Auch Stress, Rauchen oder Verdauungsprobleme sind nachweisbar. Laut einer aktuellen Studie englischer Wissenschaftler kann man am Haar sogar Essstörungen erkennen. Und auch das wurde inzwischen eindeutig bewiesen:

Wer sich gesund ernährt, Sport treibt, viel frische Luft genießt und ein ausgeglichenes Leben führt, hat auch gesunde Haare. Denn: Je besser die Haarwurzeln mit Bausteinen versorgt werden, desto fester, belastbarer und glänzender wachsen die neuen Haare nach. Die Zellen der Haarwurzeln sind sehr aktiv und teilen sich rasch. Die Energie dafür holen sie sich aus den Nährstoffen, die übers Blut transportiert werden. Durch Bewegung und frische Luft wird dieser Prozess sehr viel besser angeregt. Bewegungsmuffel und Ernährungsignoranten bekommen daher schnell die Quittung. Fehlt dem Körper beispielsweise Vitamin A, werden die Haare stumpf, brüchig oder es bilden sich sogar Schuppen. Es verliert an Glanz und wird schlimmstenfalls dünn und dünner. Keine noch so gute Pflege kann dann den Ausgleich schaffen.

Wenn Ihnen die Zeit für ausgewogene Mahlzeiten fehlt, nehmen Sie wenigstens zwischendurch Nahrungsergänzungsmittel aus der Apotheke. Läuft Ihr Organismus allerdings aus anderen Gründen nicht rund (Krankheit, Schwangerschaft, Wechseljahre, Bestrahlungen, Medikamente) und haben Sie für eine Veränderung an Haut und Nägeln trotz gesunder Ernährung keine schlüssige Erklärung, lassen Sie ein Blutbild erstellen. Anhand des Befundes kann der Arzt mit gezielt eingesetzten Mineralstoffen oder Vitaminpräparaten die nötige Balance wieder herstellen. Und noch etwas gilt als Geheimtipp für schönes Haar: Antioxidantien – eine Abwehrtruppe, die vor freien Radikalen schützt. Das Gute: Man kann sich damit über Nahrungsmittel oder Beauty-Kapseln versorgen. Freie Radikale sind an sich absolut ungefährliche Moleküle, die jedoch in großen Mengen den Zellkern schädigen.

Gefahr besteht vor allem bei Rauchern, intensiven Sonnenbädern oder einem geschwächten Immunsystem. Schützen können Sie sich davor mit anerkannten Radikalfängern wie Vitamin C und E, Beta-Carotin (Provitamin) und Selen.

Das Tagesmenü: Vitamine, Mineralstoffe, Spurenelemente

Ganz einfach: Essen Sie 5-mal täglich frisches Obst und Gemüse, dann haben Sie schon einen wichtigen Teil des Haarpflegeprogramms erledigt!

Vitamin A schützt den Zellkern und gilt als guter Radikalfänger. Es ist unter anderem in tierischen Produkten wie Fisch – besonders in Makrelen und Lachs – enthalten, aber auch in Leber, Milchprodukten oder Eigelb. Vitamin-A-Bomben sind Karotten. Auch gelb, rot oder orange gefärbte Früchte und Gemüsesorten sind ideal. Dazu gehören beispielsweise Paprika, Aprikosen, Kirschen, Grapefruits, Tomaten, Rote Beete und Papaya. Auch Spinat, Fenchel, Broccoli, Petersilie, Feldsalat und Fenchel sind gute Vitamin-A-Lieferanten.

Vitamin B-Komplex gilt als Oberbegriff für die acht Vitamine der B-Gruppe, die in der Natur nahezu nie unabhängig voneinander zu finden sind. Milch, Getreide, Hefe, Hülsenfrüchte, Kartoffeln und Gemüse gelten allgemein als Hauptlieferanten für den Vitamin-B-Komplex. Ein tägliches Müsli ist bereits ein wichtiger Schritt, die nötige Menge zu sich zu nehmen.

Folsäure gehört ebenfalls zur Vitamin-B-Reihe (B_9). Sie ist für den gesamten Stoffwechsel wichtig. Man findet sie in Vollkornprodukten, Gemüse und Milchprodukten sowie in einigen Obstsorten wie Erdbeeren, Kirschen, Trauben und Orangen. Besonders viel Folsäure enthält Petersilie (150 Mikrogramm pro 100 Gramm).

No
Kaffee und bestimmte Teesorten (z. B. Schwarztee) sind nicht besonders gesundheits- und haarfreundlich. Sie aktivieren das Kreislaufsystem, was dazu führt, dass Flüssigkeit und wichtige Nährstoffe vermehrt ausgeschieden werden. Auch Alkohol ist eher schädlich. Besser: Mineralwasser, Kräutertee oder ungezuckerte Fruchtsäfte!

Vitamin B_5 oder Pantothensäure ist ein Vitamin, das es in sich hat. Besonders in Verbindung mit Zink. Es regt die Zellproduktion an und fördert das Haarwachstum. Erstaunlicherweise enthalten Melonen davon besonders viel. Und die haben kaum Kalorien, ein Grund mehr, reichlich davon zu essen.

Vitamin C bzw. Ascorbinsäure ist ein wasserlösliches Vitamin. Man findet es in Hagebutten, Johannisbeeren, Paprika, Zitrusfrüchten, Heidelbeeren und Grapefruits. Es stärkt das Immunsystem und gilt ebenfalls als ausgezeichneter Radikalfänger.

Eisen gehört zu den lebenswichtigen Spurenelementen. Es ist außerdem wichtig für Wachstum und Struktur der Haare. Frauen benötigen mehr als Männer, da sie durch die Menstruation ständig Eisen verlieren. Die größten Eisen-Lieferanten sind Fleisch, Innereien, Broccoli und Spinat.

Silizium ist enthalten in Mineralwasser, Hafer, Hirse, Naturreis und Gerste. Eine neue wissenschaftliche Studie der Uniklinik Hamburg-Eppendorf bewies, dass nach Einnahme von Silizium-Gel bereits 6 Monate später die durchschnittliche Haardicke um beinah 13 Prozent zunahm.

Selen sorgt für ein gut funktionierendes Immunsystem und gilt als hervorragender Radikalfänger. Besonders reich an Selen sind Innereien, Fisch, Nüsse und Steinpilze.

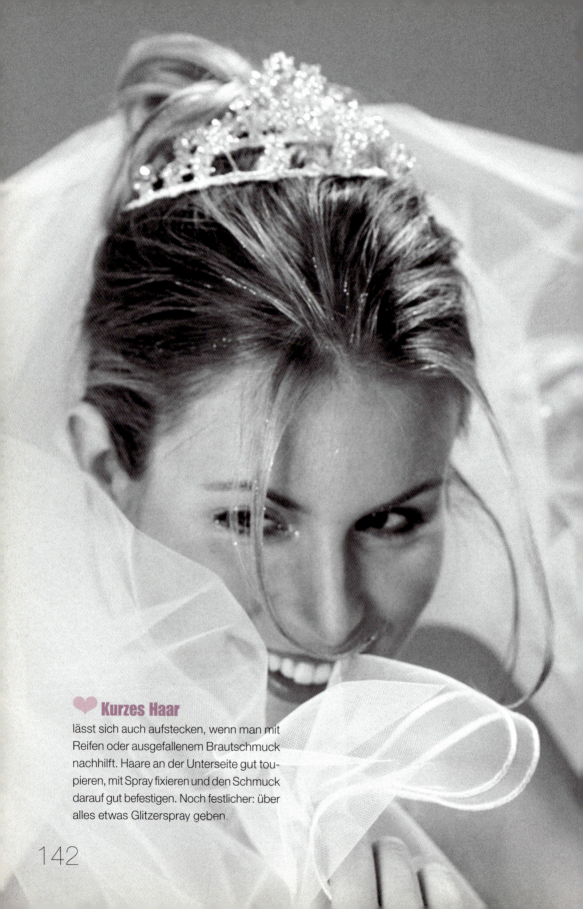

♥ Kurzes Haar

lässt sich auch aufstecken, wenn man mit Reifen oder ausgefallenem Brautschmuck nachhilft. Haare an der Unterseite gut toupieren, mit Spray fixieren und den Schmuck darauf gut befestigen. Noch festlicher: über alles etwas Glitzerspray geben.

Ja! Ich will ...

... auf meiner Hochzeit hinreißend aussehen und möglichst unangestrengt. Kleid, Frisur, Haarschmuck, Schleier – alles soll stimmen! Damit das klappt und Ihre Nerven geschont bleiben, eine kleine Beauty-Checkliste für den Countdown und ein paar Tipps, damit Sie nicht bei null starten müssen.

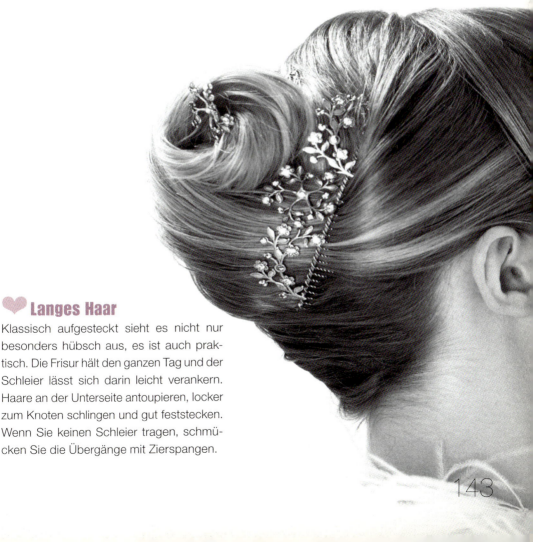

♥ Langes Haar

Klassisch aufgesteckt sieht es nicht nur besonders hübsch aus, es ist auch praktisch. Die Frisur hält den ganzen Tag und der Schleier lässt sich darin leicht verankern. Haare an der Unterseite antoupieren, locker zum Knoten schlingen und gut feststecken. Wenn Sie keinen Schleier tragen, schmücken Sie die Übergänge mit Zierspangen.

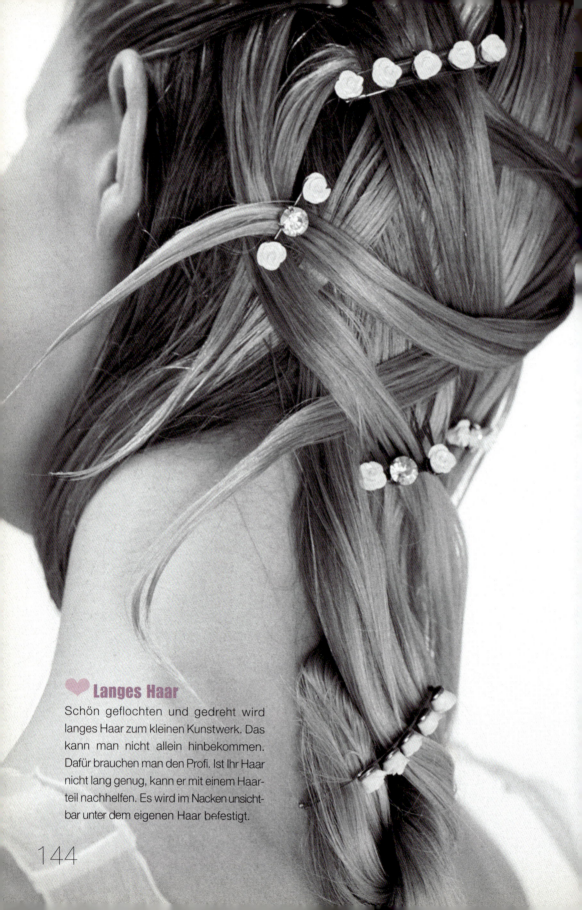

♥ Langes Haar

Schön geflochten und gedreht wird langes Haar zum kleinen Kunstwerk. Das kann man nicht allein hinbekommen. Dafür brauchen man den Profi. Ist Ihr Haar nicht lang genug, kann er mit einem Haarteil nachhelfen. Es wird im Nacken unsichtbar unter dem eigenen Haar befestigt.

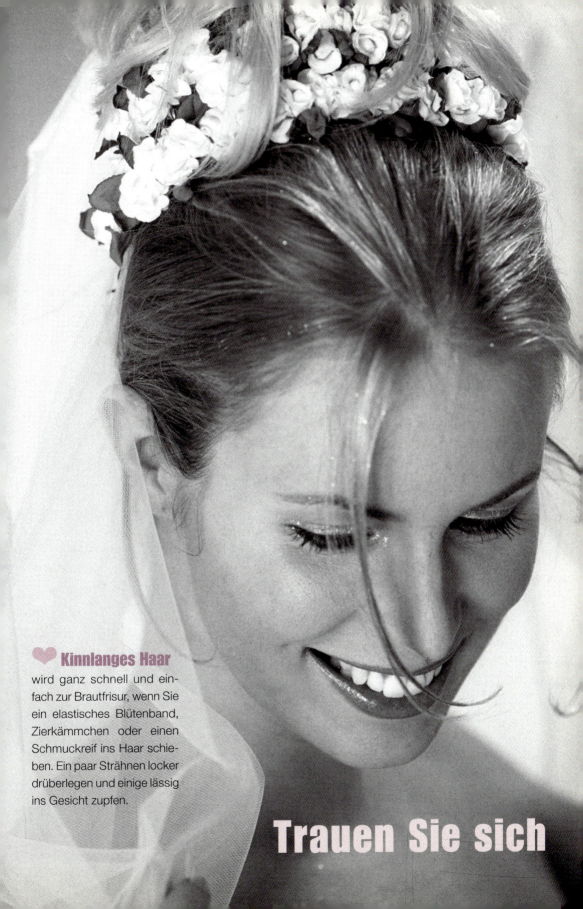

♥ **Kinnlanges Haar**
wird ganz schnell und einfach zur Brautfrisur, wenn Sie ein elastisches Blütenband, Zierkämmchen oder einen Schmuckreif ins Haar schieben. Ein paar Strähnen locker drüberlegen und einige lässig ins Gesicht zupfen.

Trauen Sie sich

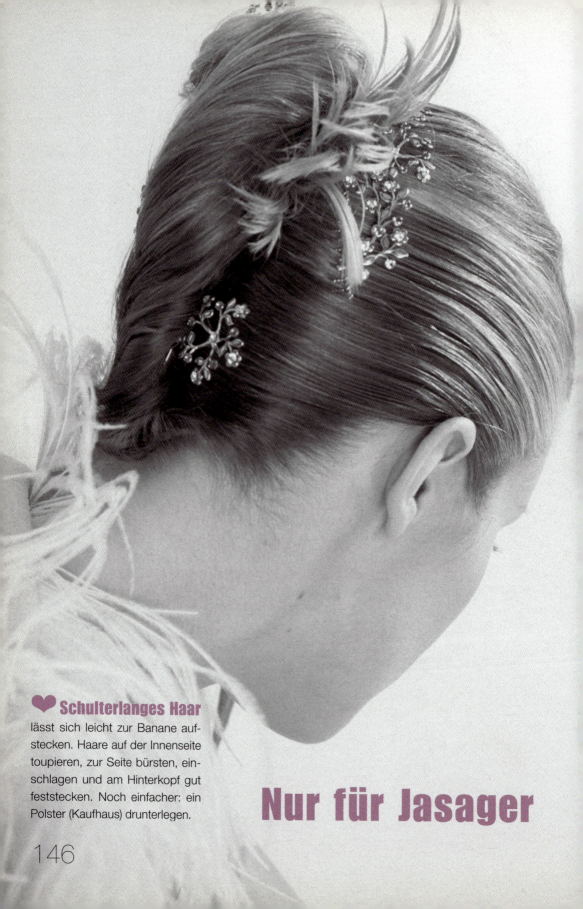

♥ **Schulterlanges Haar** lässt sich leicht zur Banane aufstecken. Haare auf der Innenseite toupieren, zur Seite bürsten, einschlagen und am Hinterkopf gut feststecken. Noch einfacher: ein Polster (Kaufhaus) drunterlegen.

Nur für Jasager

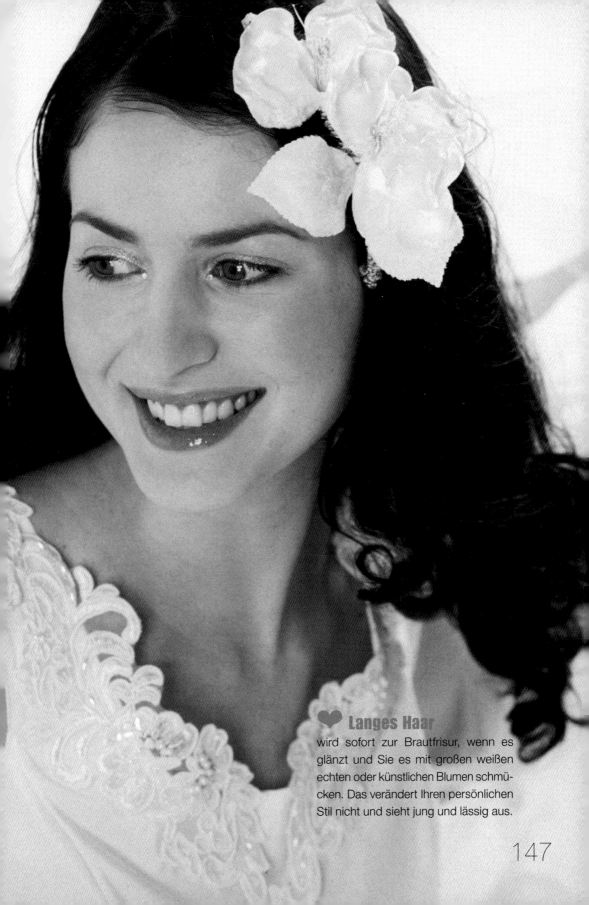

♥ Langes Haar

wird sofort zur Brautfrisur, wenn es glänzt und Sie es mit großen weißen echten oder künstlichen Blumen schmücken. Das verändert Ihren persönlichen Stil nicht und sieht jung und lässig aus.

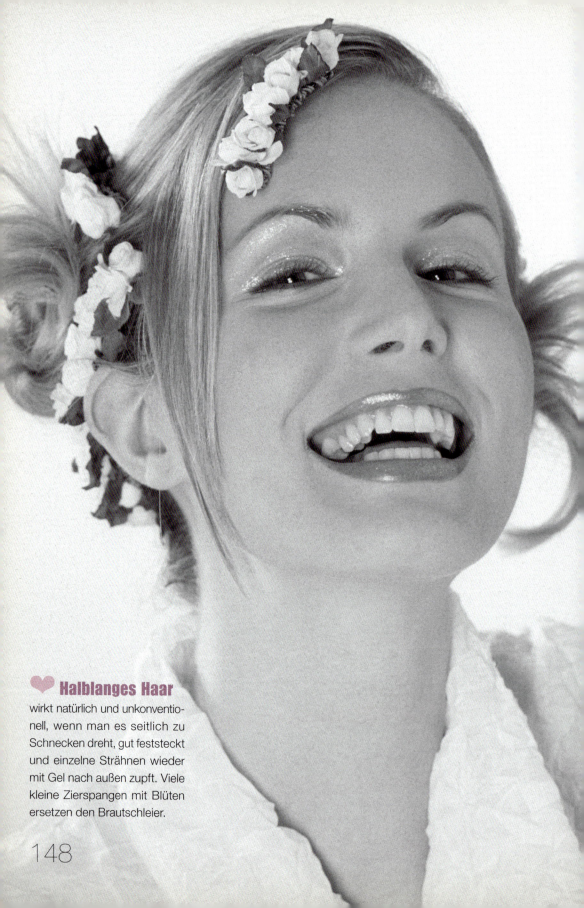

♥ Halblanges Haar

wirkt natürlich und unkonventionell, wenn man es seitlich zu Schnecken dreht, gut feststeckt und einzelne Strähnen wieder mit Gel nach außen zupft. Viele kleine Zierspangen mit Blüten ersetzen den Brautschleier.

Countdown

♥ Alles beginnt natürlich mit dem Hochzeitskleid. Haben Sie Ihren Traum gefunden, machen Sie gleich einen Termin beim Friseur. Nehmen Sie ein Foto des Kleides mit und auch von Frisuren, die Ihnen besonders gut gefallen. Das macht es leichter, Sie zu beraten und es kommt nicht zu Missverständnissen.

♥ Besprechen Sie, ob noch Dauerwelle, Strähnchen oder frische Farbe notwendig ist und vereinbaren Sie dafür gleich einen Termin, mindestens 14 Tage vorher. Buchen Sie auf jeden Fall auch schon den Termin für das Hochzeitsstyling, um sicher zu sein, dass Ihr Friseur an dem Tag Zeit hat.

♥ Um Überraschungen auszuschalten, machen Sie ungefähr 10 Tage vorher eine Generalprobe. Üben Sie allein, mit Ihrem Friseur oder einer Freundin das Styling und den Schleier auf- und abzusetzen. Probieren Sie auf jeden Fall auch das Kleid mit Accessoires, um zu sehen, ob alles perfekt zueinanderpasst. Notieren Sie, wie viel Zeit Sie für die ganze Aktion benötigen, das erleichtert die spätere Planung und schont Ihre Nerven.

♥ Organisieren Sie rechtzeitig genug – etwa 2 Tage vor der Hochzeit – einen Termin für Mani- und Pediküre. Besonders schön für diesen Tag ist eine edle French Manicure. Und lassen Sie sich – wenn nötig – auch die Beine enthaaren.

♥ Wenn Sie einen Stylisten gebucht haben, besprechen Sie mit ihm, wie er am liebsten schminkt – bei Tageslicht oder Kunstlicht. Schaffen Sie einen Platz, an dem er ungestört arbeiten kann. Achten Sie darauf, dass es genügend Steckdosen für sein Handwerkszeug gibt und dass der Raum nicht für andere Dinge genutzt wird.

♥ Waschen Sie einen Tag vor der Hochzeit Ihr Haar wie immer und benutzen Sie lediglich einen Stylingschaum – damit es am nächsten Tag nicht so weich fällt. Es lässt sich dann einfacher frisieren und auch der Schleier hält besser.

♥ Wenn Sie Ihr Haar am Hochzeitstag selbst frisieren möchten, denken sie rechtzeitig darüber nach, was Sie alles benötigen. Sind ausreichend Haarnadeln, Spangen und Klammern vorhanden, haben Sie Schaum, Spray oder Haarlack im Haus?

♥ Experimentieren Sie mit Ihren Haaren kurz vorher nicht mehr herum. Probieren Sie weder neue Produkte, noch Farben aus – die Zeit für Korrekturen wird knapp.

♥ Wenn Sie sehr blass sind, hilft ein Besuch im Solarium. Denn mit Make-up müssen Sie am Hochzeitstag sparsam umgehen, damit die vielen Umarmungen keine Spuren hinterlassen.

♥ Denken Sie auch rechtzeitig darüber nach, was Sie in Ihr kleines Täschchen am Hochzeitstag packen. Auf alle Fälle sollten Taschentücher, Haarnadeln und Klammern, Kamm, Spray, Lippenstift, Duft, Sicherheitsnadeln und ein Pflaster nicht fehlen.

Das Interview — Haare sind meine Leidenschaft!

Viele Tage und Wochen haben Marlies Möller und Sylvia Heiser unter dem Lieblings-Olivenbaum auf Ibiza miteinander geredet, Erfahrungen und Persönliches ausgetauscht. Einige Gedanken fanden keinen Platz im Buch, Sie sollten sie dennoch kennen, weil sie viel über die Liebe von Marlies Möller zu schönen Haaren verraten.

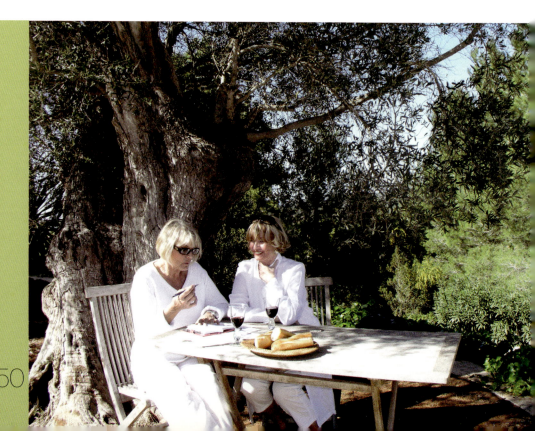

Sie haben Stars und Promis gestylt, haben unzähligen Frauen zur idealen Frisur verholfen – kennen Sie persönlich auch Haarprobleme?

Der liebe Gott hat mich mit feinen Haaren ausgestattet – und leider nicht genug davon. Inzwischen weiß ich warum. Dadurch habe ich alles Machbare ausprobiert und kann heute vielen Frauen mit Tipps und Tricks helfen.

Waren Ihre feinen Haare der Grund für Ihren Beruf?

Nein. Für mich war es wichtig, etwas Kreatives zu machen, in Sachen Schönheit etwas zu bewegen. Ich wollte aber auch ein schnelles Ergebnis sehen. Das bietet mir dieser Beruf und er ist zugleich mein Hobby.

Warum tun sich Frauen so schwer, wenn es um neue Ideen für ihre Haare geht?

Weil die meisten Frauen Angst haben! Als Friseur sollte man darum sehr behutsam mit neuen Ideen sein und immer auch die Wünsche der Kundin bei neuen Vorschlägen berücksichtigen. Ebenso wichtig: Tipps für das Handling zu Hause. Viele Frauen glauben nämlich, mit dem Look nicht umgehen zu können und lehnen daher schnell alles Neue ab.

Gibt es auch beratungsresistente Menschen?

Ja, leider immer wieder. Aber man darf nicht aufgeben, mit viel Einfühlungsvermögen muss man geschickt weiter beraten – nur so lässt sich etwas verändern. Und das ist erfolgreich für beide Seiten.

Was schafft Vertrauen?

Die Chemie zwischen Kunde und Friseur muss stimmen, ein Vertrauensverhältnis

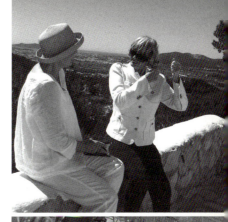
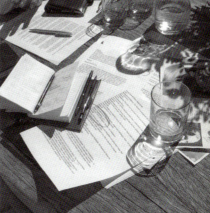
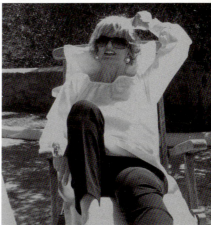
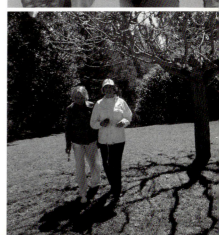

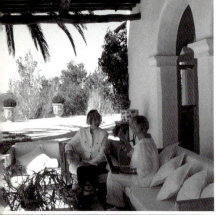

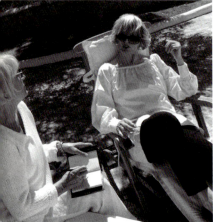

entsteht nicht auf Knopfdruck, es muss sich entwickeln. Frauen sollten aber auch offen sein und nicht gleich sagen: Das steht mir nicht – ohne es einmal auszuprobieren.

Gibt es eine Person, die Sie gern beraten würden?

Da kann ich mich nicht festlegen – es wären zu viele. Aber das Erscheinungsbild generell hat sich verbessert. Was mir auffällt: Die weiblichen Politiker anderer Länder sind oft sehr viel modischer und schicker, und zwar von Kopf bis Fuß.

Was hat Sie eigentlich auf die Idee gebracht, Ihre eigene Pflege zu entwickeln und anschließend sogar noch Bürsten und Kämme?

Weil die Pflege, die es vor 20 Jahren auf dem Markt gab, meinen Ansprüchen nicht entsprach. Sie war mir nicht modern genug in der Anwendung und nicht effektiv genug für den Aufwand. Das Bürstenequipment war später das i-Tüpfelchen – die Haare gehorchten damit endlich perfekt und gleichzeitig wurde die Kopfhaut optimal massiert.

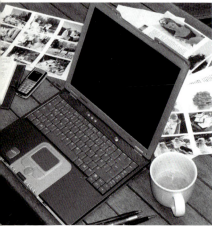

Warum sind Ihre Produkte verhältnismäßig teuer?

Das Gute ist, dass Gutes drin ist. Alle Produkte sind sparsam anzuwenden, sie sind effektiv bei jedem Haarproblem – das rechnet sich dann. Die hochwertigen Rohstoffe und Materialien waren für mich entscheidend – ich wollte einzigartig sein.

Gibt es auch Ideen, die Sie noch nicht in die Tat umgesetzt haben?

Ja, ich möchte meinen fachlichen Erfahrungsschatz für die Weiterbildung der nächsten Generation auf DVD festhalten. Das wird wahrscheinlich mein nächstes Projekt.

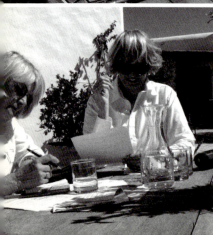

Wenn Sie einen Wunsch offen hätten, welcher wäre das?

Ich wünsche mir, dass ich bei bester Gesundheit für mich und meine Familie da bin und alles noch verwirklichen kann, was ich mir vorgenommen habe. Ich will nie eine Andere sein, als die, die ich bin.

Was stört Sie bei Frisuren immer wieder?

■ Wenn das Haar zu steif frisiert ist, sich nicht bewegt und dadurch spießig aussieht.
■ Wenn bei kräftigem Nacken und breiten Schultern der Hinterkopf zu kurz angeschnitten wurde. Dann stimmen die Proportionen einfach nicht.
■ Wenn Lockenfrisuren nach krisseliger Dauerwelle aussehen. Ein absolutes No.
■ Wenn Haare keinen Glanz haben. Ich sehe immer noch viel zu viel mattes, sprödes Haar im Straßenbild. Bei den heutigen hochwirksamen Produkten gibt es dafür keine Entschuldigung.
■ Wenn das Deckhaar zu kurz ist. Bei längerem stützen sich die Haare gegenseitig und machen das Frisieren leichter.
■ Wenn Frisuren zu stumpf geschnitten wurden. Weiche Übergänge machen nicht nur hübscher und weiblicher, sie wirken auch harmonischer.
■ Wenn Frisur und Garderobe nicht zusammen passen. Wenn also am Kopf gespart wird und das Outfit vom Feinsten ist.
■ Wenn Sie zu wenig Mut haben, auch mal ein Haar aus der Reihe tanzen zu lassen. Ich liebe lässige, aber keine nachlässigen Frisuren.

Generell finde ich auch, dass immer noch nicht allen Frauen bewusst ist, wie wichtig gepflegtes Haar ist und welchen Einfluss es auf Aussehen und Persönlichkeit hat.

Daran arbeite ich weiter!

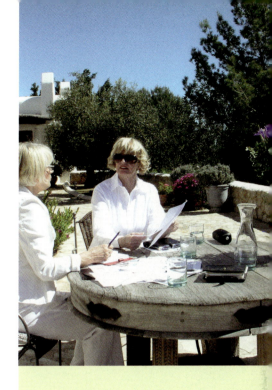

Marlies Möller

Die Hamburger Hair-Stylistin Marlies Möller hat eine unaufhaltsame Karriere hinter sich. Sie beginnt nach einer klassischen Friseurausbildung mit Abschluss der Meisterprüfung als Maskenbildnerin beim Fernsehen und Theater und wird aufgrund ihres Gespürs für typgerechtes Stylen schnell bei Schauspielern und TV-Stars unentbehrlich. Sie arbeitet unermüdlich und mit Leidenschaft und eröffnet bereits 1962 ihren ersten – schon damals ausgefallenen – Salon im Souterrain einer Hamburger Patriziervilla. Trotz dieser neuen Herausforderung bleibt sie weiterhin Promis aus der Theater- und Fernseh-Szene treu, arbeitet am Wochenende in den Studios, um diese Erfahrung in ihren Salon einzubringen. Schon früh erhält Marlies Möller Preise und Auszeichnungen für ihr kreatives Schaffen. Unterstützt von ihrem Mann, dem Kaufmann Manfred Möller, wächst ihr Bekanntheitsgrad unaufhörlich. Sie erhält einen Lehrstuhl an der Universität Hamburg, kreiert ihre erste Frisurenshow und drei Jahre später die erste internationale. Nebenbei stellt sie bis heute zweimal pro Jahr eigene Trend-Kreationen vor, inspiriert von der Laufstegmode aus Mailand, Paris und New York. 1988 präsentiert sie unter **Marlies Möller beauty haircare** eine eigene Haarpflege-Linie mit zehn Produkten, die inzwischen auf 45 angewachsen ist, und für die sie mehrfach mit dem **Prix de Beauté** der Zeitschrift Harper's Bazaar ausgezeichnet wurde. Ihre Schaffenskraft ist ungebremst. Sie entwickelt ständig neue Produkte, präsentiert Frisuren-Events in allen Weltstädten und bringt eine eigene Bürsten-Kollektion heraus. Italien führt zur Nachwuchsförderung den Marlies Möller Award ein und ihre internationale Tätigkeit wird mit dem **World Master Award** der **Art & Fashion Group** ausgezeichnet. 2003 tritt Sohn Christian Möller in die Firma ein. Marlies Möller widmet sich seitdem verstärkt Schulungen, Promotion- und PR-Terminen zusammen mit Tochter Miriam, die seit 2008 als Creative Director in der Firma tätig ist. Inzwischen gibt es sechs Salons mit insgesamt 120 Mitarbeiterinnen und mit Sicherheit ist das Ziel noch nicht erreicht. Ihr Slogan: Schönes Haar ist ein Geschenk, es schön zu erhalten, meine ständige Herausforderung!

Sylvia Heiser

Sylvia Heiser ist Journalistin und kommt ebenfalls aus Hamburg. Nach Auslandsaufenthalten in Paris und London beginnt sie 1968 als erste Beauty-Redakteurin der Frauenzeitschrift FÜR SIE. Dort gründet sie ein eigenständiges Kosmetikressort, das sie im Laufe der Zeit erfolgreich etabliert. 1970, nach der Geburt ihres Sohnes, erhält sie einen freien Mitarbeitervertrag, der ihr ermöglicht, auch für andere große Frauenzeitschriften wie Freundin, tina und Petra zu arbeiten. Zuletzt leitete sie das Beauty- und Wellnessressort von Journal für die Frau. In dieser Funktion entwickelte sie zahlreiche Schönheitsratgeber und -sonderhefte sowie Frisurenbücher. Seit 2001 arbeitet sie als freie Autorin und Texterin, zusätzlich entwickelt sie Werbekonzepte für die Industrie.

Sylvia Heiser und Marlies Möller kennen sich seit vielen Jahren aus unzähligen gemeinsamen Beauty- und Frisuren-Projekten.

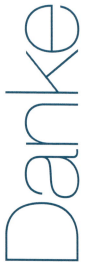

In erster Linie möchte ich mich bei meiner Familie bedanken, die mir wie immer bei meinen beruflichen Aktivitäten den Rücken frei hielt und mich unterstützt hat, dieses Projekt durchzuführen.

Außerdem danke ich allen Fotografen für ihre fabelhaften Fotos. Ohne sie und ihre Kreativität wäre es kaum möglich gewesen, dieses Buch so eindrucksvoll und anschaulich zu gestalten.

Auch meinem Beauty-Team ein Dankeschön für die Mitarbeit und Einsatzfreude, die mir hoffentlich immer erhalten bleibt.

Danke auch meiner Sekretärin Frau Zerwinski für ihre Geduld, Mühe und Unterstützung.

Auch wäre das Buch nicht halb so gelungen, hätte Christine Albrecht nicht mit viel Liebe und Geduld layoutet.

Mein ganz besonderes Dankeschön gilt an dieser Stelle aber Sylvia. Die gemeinsamen Gespräche und der kreative Gedankenaustausch unter unserem Olivenbaum machten die Arbeit an diesem Projekt zu etwas ganz Besonderem. Danke!

Bildnachweis

Bernd Böhm
U1 2. v. li., U4, 6 u., 7, 11, 20, 24, 30, 31, 32 o. li., 33, 35, 37, 38, 39, 40 o. li., 44 u.li., 45, 46, 48 1. u. 2. von li., 51 o. re., 52, 57, 58, 59, 60 o. li., 62 o. li., 63, 64, 66, 67, 68, 69, 70 li., 71, 72, 75, 77, 78, 79, 82, 85, 101, 103, 104 li., 107, 108, 110, 114, 115, 116, 117 re., 118, 119, 123, 125, 126, 127, 131, 132, 134, 137

Peter Brown
43, 108

Springerpics
U1 li., U1 2 v. re., U1 re., 4 o., 5 o., 12, 15, 16, 23, 25, 54 o. li., 76, 80, 83, 98, 122, 127 o. re.

Martin Brandis
36, 88

Stefan Schacher
46, 108

Jaques Schumacher
6 o., 50 u. li., 84, 90, 91, 92 o. li., 93, 94, 95 o. re., 95 u. re., 97, 117 li., 124, 128

Ulli Heiser
5 u., 7 u. li., 8, 10, 19, 32 u., 34, 40 o. re., 41 o. li., 50 o. re., 51 o. li., 54 u. re., 55, 56, 60 u., 62 u., 92 u. li., 95 li. u., 96 o. li., 96 o. re., 100, 102, 104 re., 105 u., 109, 120, 121, 133, 136, 150, 151, 152, 153

Hannelore Hopp
142, 143, 144, 145, 146, 147, 148

Bettina Lewin
4 u., 47, 49

Fotos für die Collage am Anfang und Ende des Buches von:
Christian von Alvensleben, Bernd Böhm, Martin Brandis, Charlotte March, Peter Pfander, Ulrich Rennert, Stephan Schacher, Jaques Schumacher und privat

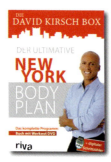
Preis: 29,90 €
ISBN 978-3-936994-84-1

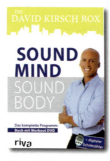
Preis: 29,90 €
ISBN 978-3-936994-82-7

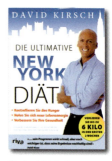
Preis: 19,90 €
ISBN 978-3-936994-36-0

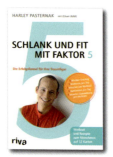
Preis: 18,90 €
ISBN 978-3-936994-80-3

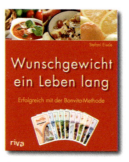
Preis: 19,90 €
ISBN 978-3-936994-56-8

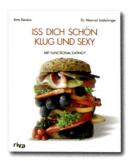
Preis: 19,90 €
ISBN 978-3-936994-55-1

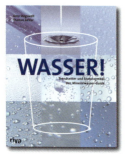
Preis: 22,00 €
ISBN 978-3-936994-14-8

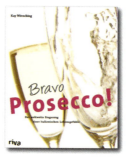
Preis: 22,00 €
ISBN 978-3-936994-12-4

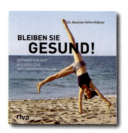
Preis: 14,90 €
ISBN 978-3-936994-17-9

Schminken wie ein Topmodel
mit *BORIS ENTRUP*

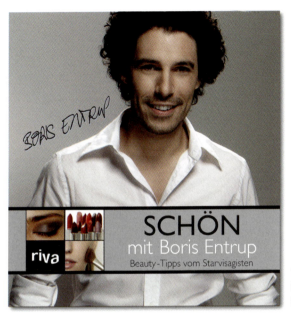

136 Seiten
Preis: 19,90 € (D) | 20,50 € (A) | sFr. 33,80
ISBN 978-3-936994-35-3

Boris Entrup

SCHÖN MIT BORIS ENTRUP
Beauty-Tipps vom Starvisagisten

Nude-Look, Smoky Eyes, Easy Glamour – das sind die angesagten Make-up-Trends bei jungen, selbstbewussten Frauen. Starvisagist Boris Entrup verrät in seinem umfassenden Beauty-Ratgeber, wie aus einem bezaubernden Alltags-Make-up ein verruchter sexy Ausgeh-Look wird. Mit der optimalen Pflege und den richtigen Schminkutensilien kann sich jeder perfekt stylen.

riva

Wenn Sie **Interesse** an **unseren Büchern** haben,

z. B. als Geschenk für Ihre Kundenbindungsprojekte, fordern Sie unsere attraktiven Sonderkonditionen an.

Weitere Informationen erhalten Sie bei Sebastian Scharf unter +49 89 651285-154

oder schreiben Sie uns per E-Mail an:
sscharf@finanzbuchverlag.de

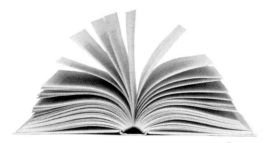

riva

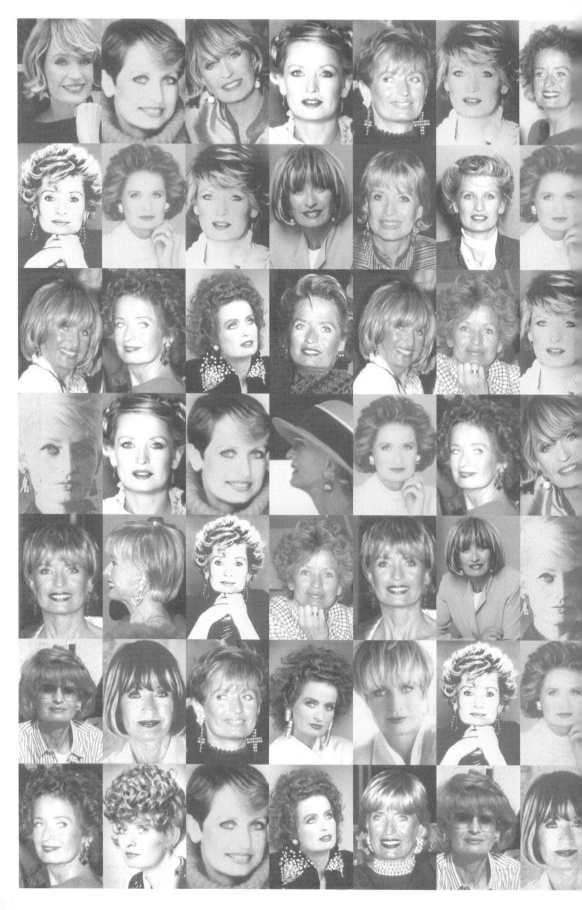